PALABRAS MAYORES

PALABRAS MAYORES

Un manifiesto
a favor de la vejez

LIDIA RAVERA

COLECCIÓN
ECOS
DEL PRESENTE

Título original en italiano: *Age Pride*
© 2023 Giulio Einaudi editore s.p.a., Torino
Publicado por acuerdo con The Italian Literary Agency

© De la traducción: Maria Borri, 2026

© Ilustración y diseño de cubierta: Raquel Riba Rossy

Derechos reservados para todas las ediciones en castellano

© Ned ediciones, 2026

Primera edición: mayo, 2026
Segunda edición: junio, 2026

Preimpresión: Moelmo SCP
www.moelmo.com

ISBN: 979-13-87967-27-7
Depósito Legal: B 8817-2026

Impreso en Ulzama
Impreso en España - *Printed in Spain*

Ned Ediciones
www.nedediciones.com

Nunca vi a mi madre feliz.

Nunca la vi satisfecha, contenta con su suerte o con la mía.

Nunca la vi contenta.

Nunca la vi orgullosa de mis progresos, solidaria cuando yo tropezaba con mis límites, me sentía frustrada y decidía intentar superarlos, que en eso consiste la tarea de los niños.

Nunca la sentí cómplice, nunca jugamos juntas.

Los adultos resultaban pesados y poderosos, obligados a desplegar un amplio abanico de reproches porque aquella era la pedagogía de los afectos en los años cincuenta del siglo pasado. Los adultos instauraban con los niños unas relaciones jerárquicas. Los viejos eran una minoría silenciosa; no había muchas niñas que tuvieran abuelos. Yo no los tenía. Si por casualidad veía a un viejo por la calle, lo primero que se me ocurría era pedirle a mi madre una moneda para darle limosna.

Lo mismo que cuando íbamos a la iglesia, aunque la frecuentáramos de manera saltuaria y sin una relación con Dios que fuera más allá de los buenos modales.

Persígnate, quédate calladita, compórtate, arrodíllate.

Los viejos se asimilaban a los pobres. Vivían en las parroquias o en los hospitales.

La vida en serio empezaba en la infancia y llegaba hasta la edad de tus padres.

A partir de ahí, se abría una vorágine de la que nadie había vuelto nunca.

Había que procurar que no te engullera.

Es decir, mejor no crecer demasiado.

Mejor no soltar la infancia.

Jesús tenía 33 años.

Como todos los hombres. María, su madre, no tenía edad porque era especial. Yo no entendía muy bien porqué, pero decían que seguía siendo «señorita».

Convertirme en señorita y quedarme tal cual para los siglos de los siglos es, de todos mis planes, el primero que recuerdo.

Mi primer revés.

Empecé de muy niña a hacerme preguntas a propósito del tiempo. Cuánto duraba de verdad un año, cuántos años tardaría en convertirme en una adulta.

Cuántos años seguiría siendo adulta antes de convertirme en vieja.

O sea, pobre.

Y fea.

Nunca oí a mi madre hablar del futuro, a menos que se tratara de amenazar con castigos que no venían impuestos por ella o por mi padre, sino por el Tiempo: «Ya verás cuando seas mayor».

El texto entre líneas apuntaba dramáticamente a mi inapetencia (una de las primeras formas de rebelión contra el dictado materno) o mi falta de entusiasmo a la hora de ocuparme de la higiene personal. «Ya verás cuando seas mayor...». Enfermedades, residencias para mayores, soledad.

Adiós a las sesiones de cine, a las chucherías y a los juegos en el parque.

Responsabilidad, deber, labores domésticas.

El dichoso Tiempo ya me pondría a raya y me enseñaría a tomarme en serio la vida.

Empecé muy pronto a tenerle miedo al paso de las horas, de los días, de las semanas. Percibía una fuerza tumultuosa, como la de un torrente a punto de desbordar, que amenazaba mi seguridad y la de todos los demás seres humanos.

Si hacerse mayor se resumía en aquella clamorosa tomadura de pelo, había que buscar un refugio, una zona franca, una burbuja inmune al tiempo.

Investigar sobre la vejez no era oportuno. Nunca, ni de pequeños ni de mayores. Las personas decentes no envejecen.

Fin del programa.

En 1960 el porcentaje de población europea con más de 65 años era del 9 %; hoy estamos rozando el 22 %.

En 1960 aventurarse más allá de los 70 años era una rareza. Un privilegio de las clases acomodadas. Una suerte. Un gesto heroico.

Hoy la vejez es un fenómeno de masas. Viejos los hay a montones.

Ya no proporcionamos titulares.

Ya nadie nos envidia, ni se apiada de nosotros.

Los más amables sugieren que nos coloquemos una máscara.

Una ya no es joven, pero puede disimular. Sí, es posible. Incluso nos lo recomiendan.

Casi parece un deber.

La tarea es ardua y hay que ponerle empeño.

Lástima, porque podríamos dedicarnos a otra cosa.

Podríamos, por ejemplo, conquistar un poder enorme.

Sindical, político, cultural.

Un poder de mayoría relativa.

Podríamos impulsar leyes que mejoren la vida humana en el último trecho de su recorrido.

El más escarpado, el menos conocido.

Podríamos, podemos, trabajar para nosotros trabajando para los demás, que siempre ha sido la mejor manera de hacer política.

Si nos pusiéramos a hablar, a reflexionar, a hacer planes para una vida que dure toda la vida, y no solo dos tercios... las mujeres y los hombres con cierto criterio nos seguirían raudos y veloces como los niños de la ciudad de Hamelin cuando el flautista los invita a salir de sus casas y a seguirlo hasta los pies de la montaña, ahí donde la mismísima música ha abierto una brecha para que todos puedan acceder al gran parque de atracciones y disfrutar sin otra regla que el placer eterno.

Sí, eso es: como niños presos de un encantamiento, todos los «viejos-pero-no tanto» vendrían corriendo detrás de nosotros para descubrir cómo se puede disfrutar viviendo confortablemente en el territorio cercano al fin de nuestros días. Cómo aún es posible conocernos y reconocernos mientras atravesamos ese halo de niebla espesa que nos envuelve a todos, sin posibilidad de posponer la condena.

Lástima que a las personas nacidas entre 1946 y 1964, las conocidas como *baby boomers*, les dé vergüenza ser viejas o casi viejas.

Lástima que sientan, por su propio envoltorio terrenal, por el desgaste de la piel, por el inevitable aflojarse y ceder de su musculatura, una sensación de disgusto que no estaba prevista en el guion.

Hablo de las mujeres, sobre todo.

El paso del tiempo que avanza implacable las asusta principalmente a ellas, a nosotras.

Los hombres no se entretienen cada mañana, cada noche, un rato más que el estrictamente necesario frente al espejo para medir los estropicios de la edad en su cuerpo.

Las mujeres sí.

Y os estoy hablando de las mismas mujeres que en los años setenta del siglo pasado leían en grupo *Nuestros cuerpos, nuestras vidas*, un libro de cabecera sobre la reapropiación colectiva del aspecto físico del placer, del misterio de los embarazos, de la salud de los órganos de procreación, de su vulnerable belleza. Aquellas mismas mujeres hoy son viejas, y de ese mismo cuerpo reconquistado y querido a los 20 años ahora sienten vergüenza, una vergüenza regresiva, conformista, subalterna.

Una muda confesión de debilidad.

¿No? ¿No es así?

Las veo rebelarse, a mis antiguas compañeras, las imagino hechas un basilisco; de ahí que me proponga hacer distinciones: no siempre y no todas las mujeres ceden al impulso de la vergüenza. Las hay que consiguen no odiarse a sí mismas cuando llega la vejez, no entretenerse investigando de cerca las primeras y siniestras muestras de senilidad. Algunas lo consiguen, pero no son mayoría. Yo, por cierto, no lo he logrado.

Yo no. Yo, más me vale proclamarlo a las claras, respondo a ese perfil de mujer que se pesa cada noche, que cuando se mira en el espejo busca expresamente la luz más cruel para poder juzgar la textura de la piel desde el peor punto de vista y no hacerse ilusiones.

La mejilla hueca, marcada por las huellas del tiempo, el párpado que se afloja y echa a perder la almendra de los ojos.

Los hombros que se inclinan hacia delante, como si fueran a proteger los pechos.

Quisiera que no me importara este desolador panorama, pero me importa.

Quisiera dejar de escudriñar mi rostro, pero no lo consigo.

Consejos vendo que para mí no tengo.

Frente a la pérdida de la belleza, resulta que las mujeres somos tremendamente frágiles, aunque nos empeñemos en recordar cuánto nos molestaba que nos abordaran por la calle, que nos identificaran con una parte de nuestro cuerpo, que aplaudieran la consistencia de nuestros glúteos o la forma de nuestros pechos, como si fuéramos animales de competición, perpetuamente expuestas, siempre obligadas a desfilar frente al invisible jurado de los varones. Vaya pesadilla... ¿os acordáis? No era agradable, nunca. No suponía para nosotras ni reafirmación ni halago. Era un auténtico suplicio.

Y sin embargo... que tire la primera piedra quien, a partir de una cierta edad, no ha vivido como un apocamiento el velo con que el tiempo ha cubierto nuestra persona hasta volverla invisible a los varones, a su mirada, tan superficial como la que nosotras les dirigimos a ellos, pero con una simple diferencia: que a ellos nuestra mirada no les pesa.

Nosotras a los hombres les pedimos más sustancia que forma. Y resulta más fácil trabajar la sustancia, conseguir mejoras, frenar involuciones.

La forma es efímera y ser sus esclavas es humillante.

Es humillante sentirse prisioneras aún, encerradas en la jaula de los estereotipos.

Desde los tiempos en que, agraciadas y dulces, viviendo nuestra infancia llena de apuros, teníamos prohibido trepar a los árboles, hasta el día de hoy, cuando, feúchas y grises, no podemos imaginarnos protagonistas de una aventura sentimental.

Es lenta la elaboración del duelo por la pérdida de la belleza.

Durante años te vas repitiendo el mismo estribillo.

Te lo sabes muy bien, pero sigues igual de cabreada.

Todo lo que está vivo envejece y muere. Es ley de vida.

Es lo que nos distingue de los robots.

De los replicantes.

Nosotros sabemos envejecer y morir.

Sabemos acumular experiencia y luego dejarla a disposición de quien la quiera. De quien sea capaz de comprender cuánto vale.

Nuestra inteligencia no es artificial porque es una inteligencia del cuerpo, también del cuerpo. Y trabaja sin parar, desde los primeros años de la infancia, dentro de los límites impuestos por la naturaleza.

Y ese saber nos concierne a todos, nos pone a prueba y nos enseña a ir cambiando de una estación a otra.

Nosotros también, como los árboles, que resultan hermosos incluso cuando han perdido las hojas y rompen la monotonía del blanco cielo invernal con el dibujo de sus ramas desnudas.

¿Por qué avergonzarse de pertenecer a la naturaleza?

Nosotras, las mujeres, la conocemos bien, la sufrimos todos los meses, de los 13 años a los 50, puntual como las mareas; el flujo nos prepara para la procreación. Luego se agota.

Hoy, con el prolongarse de la vida, a las mujeres nos corresponden 40 o 50 años de infertilidad, y el asunto sería baladí si no nos trataran como mujeres disminuidas, caducadas, inhábiles para la función que nos ha sido asignada.

(Como si aún fuéramos unas obreras al servicio de la reproducción y no unas ciudadanas hechas y derechas. Como si no hubiéramos pasado página a propósito de este tema hace unos cuantísimos años).

A las mujeres no se nos consiente generar vida más allá de una determinada fecha impuesta por la naturaleza.

A los hombres, sí.

Los hombres pueden procrear hasta el final de sus días en este mundo. Al menos en teoría. Y, dependiendo del talante, este detalle aún les permite pavonearse, ilusionarse, tener la sensación de que queda partido por delante. Si no tienen carácter para eso, acaban como nosotras: estigmatizados, aunque de manera más leve. Y si el estigma los hiere con menos saña, si son inmunes a la vergüenza, es gracias a nosotras, las mujeres, porque desde siempre los hemos absuelto, siempre hemos sido capaces de absolverlos del crimen de no tener ya el cuerpo recio de los 20 años.

(Un favor que no es recíproco, salvo honradas excepciones).

Si los hombres odian envejecer es porque los mayores no tienen relevancia social.

Porque su potencia sexual ya no está garantizada por la testosterona.

Porque ya no son productivos. No trabajan. Y si no trabajan, ya no pueden identificarse con su función.

Las mujeres, en cambio, odian envejecer porque ya no consiguen considerarse objetos de deseo y aún no han aprendido a imaginarse sujetos de deseo. Dueñas y señoras del derecho a elegir. De aceptar, de rechazar, de tomar la iniciativa.

Las mujeres todavía no han aprendido a asumir la condición de sujetos, y en vez de eso siguen empeñadas en hincharse las tetas, alisarse la piel o ponerse faranduleras, esperando parecerse a alguien que no son ellas o recobrar la imagen de sí mismas, pero de jovencitas. Siguen esperando, las mujeres, aunque a menudo no se den cuenta, que alguien las elija. Se comportan aún como graciosas figuritas de adorno y no parecen tener el espíritu adecuado para armar esa dichosa pequeña gran revolución individual y universal que consiste en aprender a vivir como sujetos.

Bastaría con exponer orgullosamente las poderosas conquistas de la inteligencia, del gusto, de la ironía, de la liviandad, de la empatía; bastaría con ondear la bandera de los años acumulados, que no implican aburrimiento ni repetición, pues no estamos hablando de una calma anodina y de un inevitable declive, o al menos no solo de eso, sino también, y de la manera más noble, del fruto de la fatiga de vivir, del talento que exige equilibrar la balanza de la realidad y las expectativas; bastaría con crear en vez de copiar, reaccionar en vez de someterse, volver a marcar los códigos de acceso a una felicidad mermada, pero de nuevo posible; bastaría con rebelarse en vez de acatar la ley del mercado que promueve cuerpos sin fecha de caducidad.

Nos bastaría con mirar a los hombres.

Los hombres no se quedan ahí plantados, vestidos de punta en blanco, esperando a que alguien los elija.

Eligen. Se comportan como sujetos de deseo. Más nos vale aprender nosotras también. Aprender a emanciparnos de la obligación de adherir a un modelo único de mujer. Único, o en todo caso con modificaciones superficiales, de acuerdo con los dictados de la moda.

¿Y si nos atreviéramos a usar palabras distintas, gestos distintos, ternuras pícaras e imprudentes?

El Tercer Tiempo de la vida es un buen momento para ejercitarnos a cambiar.

No es cierto que solo puedes seguir siendo la que eras, continuar haciendo los que siempre has hecho, sentirte como siempre te has sentido: puedes cambiar tu posición en el tablero de las relaciones e intentar jugar una partida cuyo resultado no hay que dar por descontado. Puedes ir juntando migas de alegría, puedes tomar la decisión de seguir disfrutando de las buenas costumbres de la vida adulta, la del medio, pero tienes que recurrir a tus reservas de autoestima, pues eso de exigir respeto y de respetarse a una misma es una trabajera a la que hay que dedicarse con devoción desde un buen principio. La autoestima tiene que ocupar desde siempre un espacio en tu equipaje de mano y estar bien resguardada, inaccesible a los ojos malignos del mundo, como la más preciada joya de la corona.

Entonces estarás lista para viajar a un Tercer Tiempo distinto.

De no ser así, ni siquiera vale la pena arrancar.

Y sería una verdadera lástima, porque en la vejez una tiene la gran ocasión de llevar a cabo, finalmente, ese proyecto tan simple que es el cambio de protagonismo, la dichosa revolución.

De objeto a sujeto.

Se acabó el papel de florero, complemento, personaje secundario. De Miss. De alguien que conviene lisonjear cuando lleva emparejada la envidia de los demás machos de la manada y más vale esquivar cuando su cotización sufre una bajada repentina por haber sobrepasado los límites de edad.

Mis queridas mujeres, aunque hayáis vivido los primeros 60 años de vuestra vida a la espera de la atención del varón, buscando su mirada, temiendo su juicio, ahora podéis poner toda la carne en el asador y disfrutar de vuestra propia vida, ser sexualmente activas si eso es lo que os apetece, marcando vuestros propios objetivos, eligiendo, seduciendo, proponiendo y disponiendo.

La vejez es un territorio salvaje, desde siempre.

Hay poco turismo; la gente prefiere veranear en otros lugares.

La nueva vejez, la que experimentamos nosotras, hijas del boom demográfico, es una tierra incógnita.

Somos la primera generación que vive ese tiempo largo y yermo.

Antes se moría antes.

En cuanto cruzabas el umbral de la jubilación, justo después de haber criado a unos hijos que conquistaban su propia autonomía mucho antes que los nuestros, te morías.

La gente se moría con desenvoltura, resbalando fuera de la vida sin oponer resistencia.

Se envejecía poco o nada.

Se pasaba de la vida al final de la vida en un santiamén.

Eran pocos los que se hacían mayores.

Se envejecía en el seno de familias numerosas, donde nadie tenía la obligación de mantenerse en forma, de perseguir la juventud, donde había muchos niños.

Las familias eran tribus, o al menos así me las imagino yo.

Con un sitio en la mesa para todos.

Eran sólidas, pobres, austeras, con momentos de alegría peleona alimentada con vino casero y muchas bocas pidiendo pan.

No llegué a conocerlas personalmente, a estas familias ya extinguidas.

A pesar de haber nacido al principio de la segunda mitad del siglo pasado, no llegué a tiempo de frecuentar a ninguna.

Tengo que confiar en la literatura.

La mía era una familia pequeña, un poco agobiante.

Mi padre decía: «Limitemos el mundo a nosotros cuatro».

Que Dios lo perdone.

Él, su esposa, mi hermana y yo.

La familia como búnker.

Protectora, autosuficiente, absolutoria, un pelín antisocial.

Basada en la firme convicción de que «allá fuera» la gente se mataba a tiros.

Un núcleo exclusivo gobernado por el miedo, cerrado al tráfico del mundo por falta de curiosidad.

La única niña con abuela que conocí personalmente era Rosita B.

Tenía dos años más que yo.

Dormía en la misma habitación que aquel vejestorio que yo saludaba a la vez con curiosidad y repugnancia cuando íbamos a cenar a casa de los B., tres veces al año, los sábados por la noche.

Era una mujer gruesa y amable.

Nunca se sentaba a la mesa con nosotros, los invitados.

¿Sería que también entonces a la gente le daba vergüenza envejecer?

A lo mejor no, no tenían tiempo para eso.

Cabe que, al ser una minoría, te dieras el gusto de sentirte una superviviente. Tus coetáneos se habían muerto, tú no.

Aún no.

A nadie se le habría pasado por la cabeza eso de beber ocho vasos de agua al día, correr 45 minutos antes del desayuno, comer cinco piezas de fruta y verdura, retrasar la producción de radicales libres mediante la restricción calórica con el único y encomiable propósito de permanecer «jóvenes para siempre».

La juventud eterna de momento es imposible; eso lo sabe todo el mundo, incluso los ilusionistas más atrevidos, que un día sí y otro también sacan al mercado manuales de autoayuda, ofreciendo de todo, desde las dietas más estrictas hasta lo que Simone de Beauvoir definía como «indecentes tonterías pseudo espirituales» con tal de consolar, y multiplicar, a sus lectores.

Un ejemplo de indecente tontería pseudo espiritual: «A medida que el cuerpo se encamina hacia su declive, el alma se eleva hacia su apogeo».

No os fieis: nadie puede garantizarnos, y yo incluso añadiría que es sumamente improbable, que el alma sustituya el cuerpo en cuanto la carne va cuesta abajo. Es improbable que todos nos convirtamos en unos buenazos, gente serena, sabia y profunda por falta de tentaciones. Sin embargo, esa falacia se ha convertido en un clásico del consuelo, y de ahí que siempre haya alguien que tarde o temprano muerda el anzuelo y confíe, al llegar a la edad de su abuelo, en una súbita promoción en la carrera hacia la santidad.

Que nadie se haga ilusiones.

Por desgracia, nada está garantizado ni es gratuito, no hay ningún efecto colateral salvífico.

No nos convertimos en mejores personas con el paso de los años; al contrario, a medida que transcurre el tiempo, el camino hacia lo sublime se vuelve más accidentado.

Los achaques pueden agriar el carácter.

Corres el riesgo de atrincherarte buscando una defensa y de volverte insensible a todo lo que no tiene que ver contigo.

La envidia generacional hacia quien, al menos en teoría, tiene por delante un futuro que multiplica por tres el tuyo, puede insinuarse en los pliegues de tu mente, haciendo de ti una persona amargada. Avara. Petulante.

En pocas palabras: cada progreso hacia un presente mejor implica una trabajera que concierne a la propia persona, y resulta más cansado lograr eso que seguir el otro programa, el de conservar para siempre la lozanía y la juventud.

¿Resulta más fácil, para nosotras las mujeres, conservar la hermosura que convertirnos en buenas personas? Resumiendo, sí. Así, ni más ni menos, es como están las cosas.

Teniendo en cuanta los progresos de la ciencia, el entusiasmo y los millones de dólares que Larry Page, el dueño de Google, está invirtiendo con el fin de conseguir, para él mismo y por lo tanto para muchas de nosotras, la inmortalidad, al cabo de una, como máximo dos generaciones, la juventud eterna dejará de ser un sueño recurrente para convertirse en un proyecto factible. La muerte no será erradicada, pero habrá maneras de aplazarla, pagando lo que convenga. Será posible sustituir los órganos deteriorados por réplicas eficaces impresas en 3D.

Lucir un rostro nuevo nos costará solo un poco más que lavarlo, en cuanto a dolor y a dinero, a riesgos y ventajas.

Yo hará un ratito que estaré criando malvas, y no podré disfrutar de estos avances.

Por un pelo, voy a perder la oportunidad de mantenerme joven para siempre.

Pero, francamente, no es que me pese mucho. Se me ocurre que, bien mirado, ser joven para siempre, en el caso de que fuera posible, sería mortalmente aburrido.

Un lugar sin invierno, sin alternancia de estaciones, clavado en un sempiterno cielo azul, sin una sola tormenta ni un triste cono de sombra; siempre expuestos, todos, a los rayos, en su mayoría dañinos, de la búsqueda de placeres sensuales y de satisfacción personal; una vida entera invirtiendo en energía para tener éxito, obligados a competir, vulnerables a los celos, presas fáciles del desánimo, machacados por objetivos sublimes en cada cena, en cada fiesta, en cada momento de nuestras vacaciones. Obligados, por una sociedad cruelmente aniñada y marcadamente senil, a sacar provecho de nuestro encanto y belleza antes de que muy al final caduquen, aterrorizados por la vejez como si fuera una enfermedad desconocida que, tarde o temprano, contagiará a todos y todas. Una biopandemia que te obliga a salvaguardar tu buena salud mientras dure. Que te impone un presente siempre igual a sí mismo. Sin honduras.

¿Será más feliz un mundo donde ya no exista la vejez?

Todas sabemos (femenino universal que incluye también a los varones), repito, todas sabemos que la única forma cierta de felicidad es el alivio.

El hijo adolescente que has esperado despierta hasta las cuatro de la madrugada vuelve por fin a casa. Un odioso resfriado de cabeza ha aflojado y por fin puedes respirar. Ha llegado por fin el momento de quitarte esos zapatos puntiagudos con 12 centímetros de tacón que te torturan como un cilicio; de una patada te liberas de ellos y masajeas por fin el pie dolorido. «Por fin» es la palabra clave. Que algo deje de incomodarte, que la ansiedad ya no te carcoma, que los síntomas de la molestia aflojen son pequeñas felicidades garantizadas. ¿Cómo podríamos vivir en una sociedad completamente analgésica, que elimina, mitiga o niega el sufrimiento?

Todos jóvenes, todos estupendos, todos esbeltos, sanos y jubilosos, corriendo hacia la anestesia general.

Sin esfuerzo, sin resiliencia, todos dispuestos a parar los golpes de la realidad sin inmutarnos, sin intentar descifrarlos, sin cambiar de aspecto.

¿Es eso lo que queremos?

¿Habrase visto un propósito más tonto?

De ese propósito tan idiota sí que tendríamos que avergonzarnos. Deberíamos avergonzarnos cada vez que endulzamos el pasado, adornando con aventuras heroicas y artificiosas los años de nuestra juventud, cada vez que fingimos haber vivido una edad de oro que nunca existió. Que ni de broma nos parecía de oro mientras estábamos viviéndola.

La vergüenza, sentencia Google, «es un profundo y amargo malestar interior que nos invade cuando nos damos cuenta de haber actuado o hablado de forma reprochable o deshonrosa».

¿Qué hay de reprochable o deshonroso en el hecho de no gozar ya de la juventud? ¿Es reprochable tener 80 años?

Sin embargo, es una sensación de vergüenza la que nos embarga cuando se habla de edad, cenando, en un restaurante. Sentadas ahí, nos sentimos fuera de lugar porque ya no podemos formar parte del coro coqueto de las pretendidas ancianas. Tienen 57 años, pero declaran tener 53. Roban, pero sin pasarse, como unos ladronzuelos apocados: «Aquí me tenéis, hecha una vieja bruja», y todos riéndole las gracias y asegurándole lo contrario. Nosotras también hemos seguido este guion, pero ya no podemos permitírnoslo; hemos sobrepasado los fatídicos 65 años y todo el mundo lo sabe porque nadie tiene el valor de batallar en serio para defender la propia privacidad. Tu fecha de nacimiento aparece en las redes sociales, cualquiera puede consultarla, y por lo tanto en principio todos saben que ya no estás en el segundo tiempo de tu vida, sino en el tercero. Y entonces tus mejillas te delatan, bajas la mirada y te pones colorada, intentas desviar la conversación, como si alguien estuviera a punto de desenmascararte, como si tuvieras algo que ocultar.

Y, efectivamente, lo tienes.

Tienes que ocultar tu edad. Porque te avergüenza.

Te avergüenza estar cerca de la meta.

Los demás corren detrás de ti, echando el bofe. Aceleran para adelantarte, notas sus jadeos. No tienes elección. Sigues adelante.

De pronto aflojas el paso. Todo el mundo piensa que te has quedado sin aliento, que tus células cansadas se están rebelando, que tu blanda musculatura va a ceder por el esfuerzo. Nada de eso. Pero tú dejas que se lo crean.

Podríamos pensar en la vida como si fuera un viaje. Te mueves navegando en el tiempo, que al principio, en la infancia, discurre lento; luego poco a poco va aumentando la velocidad y finalmente pasa cada vez más deprisa, hasta llegar a la aceleración del último trecho: ahí te das de morros con una catarata y corres el riesgo de que en cualquier momento el barco vuelque o se estampe contra una roca, pero a cambio sientes crecer la adrenalina, el gusto por el desafío, la excitación del deber cumplido.

La Gran Prueba.

El examen final.

Si consideramos que cada edad es un país extranjero, es lógico que al llegar te sientas perdida: no entiendes la lengua, calculas mal el cambio de moneda. No conoces a nadie y nadie te conoce. Luego, poco a poco, vas acostumbrándote a las nuevas costumbres, aprendes a expresarte en el idioma local, disfrutas del panorama, te acurrucas a la sombra de tus nuevos vecinos, y tan a gusto. Con el transcurrir de los años has aprendido a asimilar todo lo que vale la pena y te sientes como en casa. Querrías quedarte allí para siempre, vivir en la gracia egoísta de los niños recién nacidos, luego en la inquieta vitalidad de los adolescentes, más adelante en la energía distraída de la plena juventud y por fin en los días intensos de la madurez.

No es posible.

Tan pronto te acomodas en el nuevo hábitat, te expulsan, te obligan a mudarte y a buscar cobijo en el país sucesivo.

No puedes bajarte del Tiempo como si fuera un autobús.

No se puede evitar el último de los países extranjeros.

Pero se puede dejar de tenerle miedo.

Yo no sé si lo voy a lograr.

Pero lo estoy intentando.

Siempre me ha dado pánico hacerme mayor. Siempre. Desde cuando tengo uso de razón, siento en mis carnes el tiempo, sufro de un extraño trastorno obsesivo relacionado con la meteorología: tanto si llueve a cántaros como si luce la primavera, vivo en un continuo desequilibrio que me empuja a odiar el barómetro de los días, independientemente de lo que vaya a pasar la mañana siguiente.

No se trata de ser vieja o joven; lo que me atormenta es el paso pesado de las horas que se convierten en semanas, luego en meses y decenios.

Nunca he podido soportarlo. No aguanto la erosión constante y progresiva de mi yacimiento de tiempo, ese pequeño tesoro que a los 20 años os hace sentir millonarios si sois personas equilibradas y ni siquiera a los 20 si sois como yo.

En mi caso, el rechazo a la mortalidad no es una adquisición reciente, justificada por los datos de mi carnet de identidad.

Es una obsesión antigua.

Y quizá por eso ahora resulte incluso elegante.

No llegué a conocer a mis abuelos.

Cuando mis padres se hicieron mayores, solo sentí pena por ellos.

Pena y miedo.

Acabé convencida de que el arco de la vida es despiadado.

Puro desperdicio. Sentía repugnancia hacia los cuerpos consumidos, la pérdida de reflejos, el andar incierto de los mayores. Me prometí a mí misma que no envejecería.

Dije: voy a ser yo quien decida. Dije: no va conmigo eso de sufrir la desaparición progresiva de mis encantos. Me quito de en medio antes de que sean los demás quienes me eliminen a mí.

Tenía 20 años, 22, 24.

No aguantaba el día a día.

Iba por la vida con un pie en la comedia y otro en la tragedia para defenderme de una normalidad que no sabía saborear.

Me ocupaba obsesivamente de mí misma y me mentía con la ignorancia propia de los jóvenes.

Cuando tenía 26 años escribí mi segunda novela (con la primera el éxito me cayó encima como una prenda inadecuada para mi edad). Se titulaba *Matar el tiempo*.

El epígrafe rezaba tal que así: «No eres joven ni viejo, pero es como si te echaras una siesta después de comer y soñaras con estar viviendo las dos etapas de tu vida a la vez».

Tenía 26 años y soñaba con la vejez y la juventud, y ambas eran una auténtica pesadilla.

Tenía miedo de hacerme mayor, pero también de prolongar la adolescencia. Me había ido de casa a los 19 años.

Me moría de ganas de convertirme en una adulta, pero resulta que, de tanto quererlo, acabas envejeciendo antes de hora.

A los 26 años ya estaba yo luchando contra la brevedad del día. Intentaba robarle horas a la noche, procuraba levantarme temprano y meterme en la cama tarde con la intención de no «perder el tiempo».

«Perder tiempo» era una auténtica obsesión. Sigue siéndolo.

Odiaba y odio todos esos pedazos de horas que me impiden construirme a mí misma o descifrar a los demás.

(Es decir, el tiempo que dedico a la escritura).

Odiaba las colas frente a la ventanilla en el banco, las llamadas inútiles, las faenas de casa, las charlas intrascendentes.

Siempre iba deprisa.

Siempre estaba huyendo.

En un determinado momento, a punto de cumplir los 27 años, decidí hacer las paces con el destino: llegaría a ser vieja.

Pero no una vieja triste.

No iba a permitirme ni una sola queja.

Ningún rastro de resignación.

Me impuse, con 40 años de antelación, cruzar con la cabeza bien alta también esa tierra desolada.

Fue entonces cuando empecé a imaginarme la vida como un viaje maravilloso y misterioso.

Visitaré países extranjeros, me decía.

Cada uno con su peculiar belleza. Aunque en un lugar siempre sea invierno y en otro la luz constante del sol te impida descansar, será emocionante viajar en el tiempo.

Me acostumbraré a usos y costumbres diferentes.

Infancia, adolescencia, juventud, madurez, vejez.

Son países distintos.

Si se odian entre sí es porque los estereotipos los encierran en una jaula.

El odio entre vecinos es peligroso porque es así como estallan las guerras.

Ya había visitado dos países: la infancia y la adolescencia.

Podía mirármelos con la nostalgia de los emigrantes.

Podía despedirme de mi imagen de chiquilla, mirarme mientras dejaba esa etapa: había sido descarada para luchar contra la timidez, agresiva por miedo a que no me quisieran; tenía las rodillas huesudas, la piel demasiado clara, muchas pecas, el pelo fino que me rozaba la espalda sin que pudiera domarlo a mi gusto, y unos pechos grandes, de esos que te obligan a caminar con los hombros encorvados.

El adiós a esa chiquilla lo celebré bebiendo y escribiendo, fumando y escribiendo, escribiendo y fantaseando con una recompensa por mi valor a la hora de mirar el tránsito de ese dichoso Tiempo al que ninguna de mis coetáneas prestaba la más mínima atención.

Liquidada mi imagen de adolescente, entré en el país de los adultos.

Con ansia.

Me parecía horroroso tener 27 años.

¿Por qué la frontera con el nuevo país pasó por los 27 y no por los 30 o por los 25 años? Porque acababa de dar a luz, con mi cuerpo, con mi sangre y mi salvaje distracción (fue un desliz, no una elección) a otro ser humano. Y eso, creedme, no es ninguna chiquillada.

La sencillez del amor materno me sorprendió.

Era tan profundo y puro que podía pasar perfectamente sin la ayuda de mis adjetivos.

Empecé a pensar en el futuro incluyendo a un niño que estaba creciendo.

Unos años después, a una niña que había que proteger.

Tomé la decisión, pensando en él, en ella, de revocar la intención un poco risible de suicidarme antes de que me consideraran vieja.

Ya no era la dueña absoluta de mi vida, sino que operaba en función de la vida de alguien más.

Pues eso.

Que me tocaría vivir hasta el fin de mis días.

Dicen que los adultos, o sea todas las personas incluidas entre los 30 y los 55 años, son los que tienen mando en plaza, si son varones, naturalmente, varones de edad madura.

Son ellos, los hombres, la humanidad.

Resulta que las mujeres incluidas en esta misma franja de edad, aunque las medidas se hayan ensanchado con respecto al pasado, al acercarse a los límites de la banda, entre los 45 y los 55 años, empiezan a alejarse de forma significativa de la idea de universal, que aún es masculino. Siento decirlo, pero así es.

No se trata solo de que no tengan el mismo acceso a las capas altas de la sociedad, sino que además son víctimas del primer ultraje, de la primera disminución de su integridad, de la primera ofensa: la menopausia, el final de la edad fecunda.

Los hombres no tienen que sufrir la misma experiencia.

Hasta los 55 son jóvenes.

De los 55 a los 65, menos jóvenes.

A partir de ahí, jubilados.

La jubilación ataca su identidad, a menudo relacionada con la profesión, pero el olor mortífero que desprende el retiro, el cierre de las puertas del despacho, puede ser contrarrestado con otras pasiones de signo positivo.

También con otros amores, eventualmente.

Porque, al conservar al menos en teoría la capacidad de procrear, los hombres no se sienten disminuidos en el campo de juego erótico o inadecuados para lo que se supone que es el rol de amarse y multipli-carse.

Siguen perteneciendo al humano universal, los hombres.

A las mujeres, en cambio, de repente y de mane-ra cruel, se les arrebata justo aquello que las volvía distintas y más ricas, más completas: contener en su cuerpo el dispositivo que perpetua la especie.

Tanto si se usa como si no, tal dispositivo existe y es la marca de la diferencia, diría incluso de la su-premacía femenina.

El hombre descubre que va a ser padre si recibe una llamada por teléfono, un reproche, una invita-ción, una alusión.

La mujer lo sabe porque su cuerpo se lo dice.

Independientemente de cómo lleguen a la cita con el final de la fertilidad, tanto si son madres como si no lo son, arrepintiéndose o no, felices o infelices, a las mujeres ya no se las considera hembras hechas y de-rechas cuando se interrumpe el flujo menstrual.

Es la primera cita con la vejez, y suele suceder al-rededor de los 50 años. Si nos fiamos de las estadísti-cas, a partir de ahí las mujeres tienen otros 36, a me-nudo 40, 45 años por delante.

Y son años difíciles.

Pueden ser horrorosos si no ponemos remedio.

Pues eso.

Es aquí adónde quería llegar con vosotras, al lu-gar en que este lamento cordial se convierte en un grito de guerra.

¿Qué podemos hacer?

¿Qué podemos hacer para dejar de ser consideradas mercancía caducada cuando ya no ovulamos o, peor aún, mercancía averiada cuando ya no llevamos el uniforme adecuado para ser objetos de deseo masculino?

Vendría bien empezar luchando contra los estereotipos que nos encierran en las jaulas de la edad desde que estamos en una cuna hasta que acabamos en un ataúd.

¿Qué son los estereotipos?

Métodos cognitivos que nos ayudan a interpretar lo que nos rodea, simplificando la complejidad de lo real.

Son creencias e informaciones que siempre tenemos a mano sin necesidad de verificación, pues la repetición las avala y son resistentes al cambio.

Experimentamos los estereotipos en nuestra propia carne; dañan nuestra salud mental, reducen nuestras expectativas, nos vuelven medrosas y conformistas.

Cualquier edad, en vez de ser vivida como un viaje excitante por países extranjeros, se convierte en la estación dolorosa de un vía crucis, plagada de adjetivos que nos descalifican. Además, bien mirado, no son solo la tercera edad, tan aborrecida, o la temida cuarta y última edad las que tienen que vérselas con los estereotipos.

Cada etapa tiene su cruz.

Si de muestra sirve un botón, aquí os dejo algunos ejemplos de los que andan enterrados a medias en el cementerio de las simplificaciones.

«Tengo 70 años y durante toda mi vida me ha dado miedo cruzar el umbral de la vejez. Era un territorio de infinita tristeza, donde la enfermedad, el aburrimiento y la muerte, como tres monstruos de sempiterna fealdad, expulsaban a la vida, cerraban todas las puertas, o eso me parecía».

«Tengo 13 años y todos dan por supuesto que no sé nada. Me hacen preguntas, pero no prestan atención a mis respuestas.

La intención es siempre la misma: "¿qué harás cuando seas mayor?"

Nadie se pregunta qué hago ahora.

¿Será que solo los adultos *hacen*?».

«Tengo 20 años y mucha prisa por ser feliz.

Dicen que tengo toda la vida por delante. Es una frase amenazante.

No sé si se dan cuenta.

Todos añoran la juventud recordando lo que les viene en gana, lo que esperan haber vivido, lo que han decidido que vale la pena añorar.

Pero a veces ser joven da miedo.

¡Es como vivir en el frente de batalla!».

«Cada sábado es una pesadilla.

Tengo 18 años y mi deber es divertirme, enamorarme, tener la cabeza a pájaros, bailar, saborear emociones y pasiones. ¡Mi deber es sacarle provecho a mi edad como si estuviéramos en temporada de rebajas!

Lo que corresponde es comprarme el disfraz ahora mismo, sin perder tiempo, y tiene que irme como anillo al dedo».

«Tengo 40 años y más vale que espabile para ser madre.

Ahora o nunca.

Algo falla si no me planteo el problema, algo falla si me lo planteo, algo falla incluso si lo tengo resuelto».

«Tengo 60 años y estoy enamorada. Me siento ridícula, como un pulpo en un garaje o alguien que se ha colado en una fiesta. Por lo visto, existe una edad para enamorarse y otra para recordar los tiempos en que una estaba enamorada. ¡Vaya tontería!».

He recogido, y expuesto a mi manera, estos testimonios para demostrar que cada edad lleva su cruz si te obstinas en sufrir las etapas de la vida sin asomarte nunca al antes o al después, creando lazos con quienes están viviendo ese antes y ese después.

Yo eché por la borda mi juventud y madurez por el miedo a envejecer.

Ahora soy vieja y más feliz que nunca.

Como nunca se me habría ocurrido imaginarlo.

Llena de energía limpia, libre y ligera.

Si a alguien, alguien de una cierta edad, pongamos una simpática bruja que rondara los 70, se le hubiera ocurrido avisarme de que la vejez es arcilla blanda, que puedes adaptarla a tu cuerpo y vivirla como te dé la gana, no hubiera tenido tanto miedo.

Habría vivido mejor.

Galeno colocaba la vejez a medio camino entre la enfermedad y la salud. Galeno, médico y filósofo, nacido en el 129 d. C.

Es un terreno escarpado el que confina por un lado con la muerte y por otro con la vida. ¿Hay que recorrerlo con precaución o vamos a cruzarlo corriendo?

Cabe que lo mejor sea correr con precaución.

Hay que seguir corriendo, pero despacio.

Aceptar y disfrutar de récords modestos.

Llegar a la meta solas y luego echarse en la hierba del campo, habiendo ganado sin llamar la atención, satisfechas, aunque nadie haya aplaudido.

Si eres de las que siempre han corrido, tendrás que continuar haciéndolo hasta que las rodillas te acompañen, hasta que la espalda y el fémur y la articulación de la cadera se comporten como es debido.

Luego habrá que aprender a parar.

Yo el arte de saber parar nunca lo he aprendido. Lo que sí puedo hacer es recorrer el escarpado y fascinante camino que lleva hacia el final como siempre lo he hecho en todos los demás viajes a lo largo de mi vida: tomando apuntes, escribiendo despacio, a mano, en una libreta de tapa dura.

«La vida no es más que un espacio luminoso entre dos zonas oscuras, la anterior y la posterior, dos puntos inertes, indiferenciados, algo parecido a una frontera que se asoma a la nada».

Esta frase de Marguerite Yourcenar no la he subrayado ni copiado directamente de *El tiempo, gran escultor*. Es una cita de segunda mano que encontré en el diario de Roberta Tatafiore, una mujer a quien yo apreciaba mucho y que se suicidó con lo que, intentando suavizar la brutalidad del gesto, suele denominarse «un cóctel de fármacos» en un hotel de Roma que no estaba lejos de su propia casa. Era el 8 de abril de 2009.

Tenía 67 años, unos cuantos problemas de salud que no revestían gravedad y muchas cosas todavía por decir. Mucha experiencia que aún hubiera podido compartir y mucha pasión política que aún conservaba, aunque ya hubiera derrochado una gran parte.

Tatafiore: una feminista hecha y derecha. Experta en la investigación del placer (erotismo, pornografía) y del placer a cambio de dinero (prostitución). Estudiosa, culta, pero sobre todo militante, desde siempre dispuesta a pelear para conservar ese bien necesario y constantemente amenazado que llamamos «libertad».

Un propósito que hay que manejar con precaución.

Antes de ejercer su derecho a la libertad quitándose la vida, Roberta escribió 124 páginas inolvidables, y lo digo en el sentido literal de la palabra, porque quisiera olvidarlas y no puedo: *La palabra final.*

Este es el título.

Lo publicó la editorial Rizzoli poco después de su muerte.

Son apuntes del día a día. Reflexiones y recuerdos. Una minuciosa biografía del dolor, mezclada con la incontenible alegría de alguien que está explorando un territorio que nadie conoce. Y no sabe cómo comportarse. Y tiene miedo, pero también una especie de excitación salvaje. Se da cuenta de haber conquistado un instante de asombro.

El asombro es una mercancía de mucho valor.

Especialmente a los 67 años.

Redacta el diario de su suicidio, Roberta, del 1 de enero al 5 de abril de su último año de vida. Escribe casi cada día.

Al último apunte le siguen cuatro días de silencio.

El 31 de marzo dedica la página, la penúltima, a *Guerra y paz*:

«El príncipe Andréi no solo sabía que tenía que morir, sino que se sentía morir, como si ya estuviera medio muerto. Tenía la sensación de ser ajeno a cualquier asunto terrenal y de experimentar una grata y extraña facilidad en el manejo de la vida. Sin apresurarse ni angustiarse, esperaba lo que le había tocado en suerte. Aquella cosa amenazante, eterna, desconocida y lejana, pero omnipresente durante toda su existencia, ahora la sentía cercana y, gracias a esa extraña facilidad vital que ahora experimentaba, le resultaba casi comprensible y sensible».

«Una grata y extraña facilidad en el manejo de la vida»: eso es lo que tendríamos que sentir en el último trecho de nuestro camino, ¿o no?

«Yo también, yo también», escribe Roberta Tatafiore en el arranque de la penúltima página, «yo también, como el príncipe Bolkonsky».

Una niña infeliz jugando su última partida, que colocará para siempre en su pelo ingobernable (de mechones gruesos como ramas y ondulados) una aureola de nobleza, el misterioso encanto de quien se levanta de la mesa antes de que se dé por concluida la comida.

La mayoría de nosotros, lo admitamos o no, considera el suicidio como un gesto elegante.

La mayoría de nosotros por regla general muestra clemencia hacia quien acaba de marcharse de este mundo.

Por enfermedad, accidente o vejez extrema.

En los funerales se difunden anécdotas divertidas, se componen, como si de coronas de flores se tratara, opiniones positivas a propósito del fallecido. Se celebra el final de una vida exagerando las virtudes de quien la ha vivido; a las que ya no están, siempre se las recuerda como personas cordiales y alegres, generosas e ingeniosas, divertidas y honestas. Era proverbial su buen humor, se tomaban la vida en serio, pero la paladeaban con ganas y gusto, como si fuera una tarta de nata.

Se trata con respeto la vejez solo al final del camino y de la única manera posible, homenajeando el final infeliz, compungidos y ceremoniosos.

Creedme si os digo que incluso los peores de entre nosotros rozarán durante un par de días, a la sombra de la propia muerte, el paraíso de los justos.

La muerte es un invitado de honor.
Consigue que bajemos el tono de voz.

Ante la muerte, incluso los no creyentes se persignan.
El gesto es incierto, pero reconfortante.
Es reconfortante rozar con agua bendita los dedos índice y medio. Mojar la frente en el nombre del padre, el pecho en el nombre del hijo, los hombros en el nombre del espíritu santo, primero uno, luego el otro, y amén.

«Creo en la resurrección de la carne y en la vida del mundo que vendrá. Esta solemne confesión de la fe cristiana contiene por lo tanto la celebración de la vida, de esta mismísima vida terrenal, la más explícita que haya aparecido nunca en la cultura de toda la historia del mundo».
Así se expresa don Vincenzo Paglia, presidente de la Pontificia Academia a favor de la Vida, en su ensayo titulado *Una edad aún por inventar*. El texto es interesante, pero el subtítulo me excluye: *La vejez entre memoria y eternidad*.

Me falta la eternidad.

(Y a veces también la memoria).

Digo yo que la idea de creernos eternos puede reducir la ansiedad generada por el propósito de disfrutar a tope de la vida, un programa al que todos, quieras que no, nos hemos ceñido.

Imagino que la fe ayuda a la hora de aceptar los achaques de la edad como uno de los ingratos regalos de un Dios empeñado en ponernos a prueba. Cabe que la fe nos libre de un exceso de nostalgia y de balances vitales.

Desde que soy mayor, comprendo todo gesto de revisión final y las conversiones tardías. Las comprendo y las justifico.

Eso de la fe es un ascensor que nos aleja del patíbulo.

El proyecto de morir «en gracia de Dios» probablemente implique la idea de envejecer bajo protección, inmunes a la mirada que nos juzga, al desprecio de los demás mortales, gracias a un pacto celestial firmado y contrafirmado por el Altísimo.

Yo a la iglesia fui poco y solo de niña. Íbamos a San Alfonso mi madre, mi hermana y yo. Mi padre tenía permiso para faltar, casi como si rezar fuera una frivolidad reservada a las mujeres.

Hay que decir que los rezos no eran lo nuestro. Sencillamente nos quedábamos allí, de pie, oliendo a incienso, el tiempo que duraba la misa.

Aburriéndonos.

Sin embargo, algo tenía que intuir yo de los mecanismos de la religión si entregaba a Dios la ofrenda de aquella media hora vacía, en que los pensamientos se articulaban y desarticulaban dejando dentro de mí, en algún lugar que no sabía nombrar, el sabor del pan húmedo de la hostia consagrada. La había probado una sola vez, vestida con una prenda blanca larga hasta los pies y en la cabeza un velo con una pequeña corona de lirios, como una novia, el día en que hice mi primera (y última) comunión.

Porque yo también fui sometida, a la edad de ocho años, a la ceremonia de la Primera Comunión.

Como todas mis compañeras de colegio.

Formaba parte de las cosas que se hacen, eso de la Primera Comunión, las cosas que hay que hacer. Como estudiar catequesis. Pero si le preguntabas a tu madre: «¿Seguro que Dios existe?», la respuesta era ambigua: «Tú procura portarte bien, que cuando seas mayor ya te enterarás».

Frustrada y compungida, después de la comunión te preparabas para celebrar el sacramento de la Confirmación.

Te decían que ibas a convertirte en un soldado de Cristo.

Como todas tus compañeras de clase.

Todas soldados de Cristo.

Nunca entendí bien a qué se refería aquella etiqueta belicosa. ¿Es que había nuevas cruzadas a la vista?

Ni siquiera ahora, cuando casi todo me ha quedado claro, entiendo qué significa ser soldados de Cristo. A los ocho años.

Y después tampoco.

Cabe que la Confirmación, que sellaba definitivamente mi pertenencia al cuerpo místico de la Iglesia, me garantizara el acceso a la vida eterna, aunque nunca me hice muchas ilusiones a propósito de este asunto.

Puede que desde allá arriba me vean como un pariente cantamañanas que sin embargo se merece la salvación porque, quieras que no, forma parte de la Gran Familia.

Y la Gran Familia belicosa lo es un rato.

«Quien no tiene puñal, que venda su capa y compre uno» (Lucas, 22,36).

A decir verdad, me sienta como anillo al dedo esta invitación bíblica a empuñar un arma letal y despertar las conciencias a golpes de cuchillo.

No hay nada que me guste menos que la indiferencia.

La falta de proyectos que vayan más allá de la simple supervivencia es peligrosa. Es peligroso apartar lo que no puede ser pensado más que en términos positivos.

No hay que refugiarse en la mezquina solidez del cálculo cotidiano. No conviene emborracharse tragando distracción.

No hay que tener miedo a pensar.

«Nadie sabe dónde nos espera la muerte: tenemos que esperarla por doquier. La meditación de la muerte es meditación de la libertad. Quien haya aprendido a morir habrá desaprendido a servir. Saber morir nos libera de todo tipo de sujeción y constricción. Ningún mal sufrirá en su vida quien haya comprendido que la privación de la vida no es ningún mal», afirma Montaigne en el desorden bien orientado que son sus *Ensayos.*

Domar al monstruo esperándolo, pensándolo. Hablando del tema.

«Ningún mal sufrirá en su vida quien haya comprendido que la privación de la vida no es ningún mal».

Nada implica un mal.

Envejecer tampoco.

Pero es obvio que el problema no consiste en vivir y por lo tanto morir como cualquier otro organismo viviente. El problema no consiste en alargar o abreviar nuestro paso por la tierra, siempre inequívocamente efímero si lo comparamos con la longitud infinita del Tiempo, un camino recto del que cada uno de nosotros procura recortar para sí un segmento cada vez más largo. El problema, si queremos considerarlo un problema, es el estigma social, esa repentina mirada agria que los demás nos dedican (a nosotros, los viejos) y que nos devuelve una imagen cruel de nuestro aspecto, ridiculizando nuestros eventuales esfuerzos o deseos, culpabilizándonos a la sombra de un viejo cuento ya muy gastado según el cual, al tomarnos un tiempo largo antes de morir, vamos a arrebatar espacio a los más jóvenes, a quitarles su lugar en la mesa del poder, reduciendo la exposición a los rayos benéficos del éxito a quien tiene la edad adecuada para brillar, cuando lo que nos correspondería a nosotros es un lugar apartado.

Es allí donde tendríamos que quedarnos.

Tranquilos y calladitos.

Dispuestos a compartir una estéril sabiduría de la que nadie quiere sacar provecho y listos para esfumarnos.

Porque una generación viene después de otra, y no es bueno que se encabalguen. La mezcla desordenada de generaciones es un pecado, y los culpables son los más viejos o, mejor dicho, los menos frágiles de entre los viejos, los que no respetan los turnos y se empeñan en seguir viviendo. Son ellos (nosotros) los responsables de que las generaciones se amontonen de mala manera. Aún estamos sentados a la mesa, no tenemos ninguna intención de levantarnos antes de haber saciado nuestro apetito, incluyendo si cabe alguna golosina extra.

(A fin de cuentas, si con el paso de los años «llegas a los postres», la vejez se configura como un dulce. Te lo sirven al acabar la comida y casi siempre es una golosina).

El ideal de los «nuevos viejos» es el de permanecer en el mundo de los adultos, y cuanto más tiempo mejor. Así las cosas, si los mayores se obstinan en seguir siendo adultos, todos los demás, los de las generaciones posteriores, adquieren el derecho a habitar sin reparos la niñez. Sigues siendo niño hasta que tienes a alguien en quien descargar la responsabilidad del gobierno de las reglas, de la coherencia, del empeño.

Incluso se nos puede pedir algún sacrificio para conseguir un mundo mejor, que no veremos personalmente, pero qué más da: hay que intentarlo de todas maneras.

Intentarlo en beneficio de los demás.

Para los que nacieron después.

A los que han nacido más tarde les encanta la palabra «ancianos». A mí no.

Tampoco me gustan «over», «silver» y «senior».

No creo que el uso del inglés haga más llevaderos los prejuicios. Para que nos entendamos: si quieres decir «solterona» y en vez de eso me sueltas «single», te pillo en un santiamén.

Si quieres decir «anciana» y me vienes con «silver», tres cuartos de lo mismo.

Teniendo en cuenta la importancia de las palabras, para evitar caer en el saco de los ancianos y las ancianas de plata propongo un nuevo título honorífico: Gran adulto, Gran adulta.

Me gusta el sustantivo «adulto», que recoge la idea de asumir responsabilidades frente a todos aquellos que aún no son adultos. O no quieren serlo.

En cuanto al adjetivo «grande», me parece que nos lo merecemos. Una vejez tan prolongada te obliga a esmerarte. Hacen falta una paciencia zen, una resistencia temeraria y una creatividad constante, sin concesiones a la rutina.

Somos la primera generación que, cumplidos los 60, aún tiene que despachar 30 años de vida.

¿Alguien cree que eso es un coser y cantar?

No lo es.

No es fácil conseguir escaparse de la imagen santificada por el cliché, ni soportar como una mártir que te estigmaticen.

El estigma golpea donde más duele, pero es posible deshacerte de él porque tiene que ver con lo que entregas a los demás, y no con tu propia esencia.

Las mujeres estamos tan acostumbradas a vivir para los demás, a arreglarnos para salir, a maquillar la piel para pelear contra la luz cruel de la mañana; estamos tan acostumbradas, todas, a ser esclavas de la apariencia, que la posibilidad de ser libres nos pilla impreparadas. Tenemos que aprender a sentirnos inmunes a la obligación de adecuarnos a reglas que nada tienen que ver con nosotras, a las que podemos oponernos o sencillamente ignorar.

No estamos obligadas a vestir el sayo del penitente.

Ningún uniforme color gris perla para declarar nuestra afiliación al grupo de los que van de capa caída.

Si desde que el mundo es mundo, como escribe Simone de Beauvoir «el adulto ha atribuido a la edad que no es la suya las virtudes que no posee, la inocencia al niño, la serenidad a los viejos», ha llegado el momento de espabilar y rechazar atribuciones.

Los niños no son inocentes.

Son polimorfos perversos, incansables a la hora de buscar el placer mediante todos sus órganos y sin ningún interés por la reproducción.

Los viejos no son serenos.

En todo caso equilibrados.

Ni serenos ni resignados: inquietos.

Son cuerpos que conocen las caricias y han aprendido a vivir sin ellas, pero también se han inventado otras nuevas, distintas.

Son almas que tantean, que tienen que pelear para durar; algunas están atormentadas, otras satisfechas.

Hay ánimos aplacados, pero también los hay presos de la furia.

Cada cual envejece a su manera, fiel a su historia, a su identidad, a su carácter.

Hablemos del carácter.

Según James Hillman, el carácter define «los rasgos distintivos de cada individuo», nos diferencia del otro, de la otra. De ahí que sea imposible reconducir la larga vida de los viejos a una imagen única que no sea un juicio, un prejuicio o un estereotipo.

Han vivido demasiado, los «grandes adultos», saben demasiado, y por eso no puedes embutirlos a la fuerza en una única categoría.

«De la misma manera que el carácter determina la forma en que envejecemos, nuestra manera de envejecer revela el carácter».

Nadie sabe cómo somos, cómo seremos, en qué vamos a transformarnos.

Es esa la grandeza de nuestro privilegio: no existe un modelo para la estación de la vida que estamos atravesando.

Ninguna mujer antes que nosotras, ninguna mujer y ningún hombre, ha sido vieja durante tanto tiempo, conservando un grado aceptable de salud y lucidez mental.

Ninguna, y ninguno, han disfrutado nunca de tiempos suplementarios tan consistentes.

No existe un modelo que podamos igualar o criticar.

Nos toca a nosotros crear el modelo, y en cambio todos los demás, los jóvenes, los adultos, los adolescentes, tienen que vérselas con lo heredado y establecido, que a estas alturas ya está corrompido por la repetición.

Nosotros podemos inventar. Más aún: *tenemos* que inventar, inventarnos. Redactar nuevos guiones. Volver a diseñar el vestuario. Retocar los cánones de belleza y también el espíritu del tiempo, el *Zeitgeist*, percibirlo mientras asoma en las páginas de los libros, en las películas, en las obras de teatro.

Porque algo está cambiando en el modo de percibir el tercer tiempo de una vida.

Y también el cuarto.

Por fin.

Tenemos que prestar oídos a este nuevo espíritu del tiempo mientras aún está entre bastidores, mientras refunfuña con su voz protestona y alegre, que va subiendo de tono cuando se cabrea y devuelve al destinatario cualquier intento de interpretación tendenciosa del silencio que anuncia la Tempestad.

Tendremos que empeñarnos en crear un nuevo ceremonial para las sensaciones y los sentimientos, establecer un calendario de celebraciones, decidir cuáles van a ser las fechas señaladas y cuáles habrá que eliminar.

Queda un montón de trabajo por hacer.

Se intuye también cierto grado de excitación.

Pedimos que no nos molesten mientras quitamos todo el barro acumulado del territorio que estamos cruzando.

A fin de cuentas, «la patología más grave de la vejez es la idea que tenemos de ella», como afirma Hillman.

«Juventud, amplia, tentadora, amorosa
Juventud llena de gracia, de vigor y fascinación,
¿Sabes que la Vejez puede llegar a ti con igual gracia,
vigor y fascinación?

Espléndido día, cargado de flores, de un sol inmenso
De actividades, de ambiciones, de risa,

La noche te persigue con millones de soles,
Con el sueño y la oscuridad que reponen tu cuerpo».

Walt Whitman escribió en su juventud este delicado poema incluido en el volumen *Hojas de hierba*,
que anima a imaginarnos felices en la vejez.

A los 54 años una trombosis lo dejó clavado en
un sillón, casi incapaz de moverse y obligado a vivir
en casa del hermano. Gracias a su fuerza de voluntad,
al cabo de tres años volvió a caminar. Un año más
tarde, una insolación le dejó las piernas y los huesos
«hechos papilla». Intentó conservar el buen humor
y para animarlo sus amigos le regalaron un carrico-
che (si te haces el gruñón, a los amigos los pierdes,
¿verdad?), «lloró de alegría» (cito a Simone de Beauvoir que cuenta esta historia en su imprudente y esti-
mulante ensayo titulado *La vejez*) y «ese mismo día
se fue trotando por las calles». Conseguía trabajar tres
horas durante la jornada. Para ganar algún dinero, de
vez en cuando se mostraba al público y leía. Recibía
gente en casa. Los domingos lo invitaban a cenar. Ali-
viaba la enfermedad a copia de baños y masajes, «hablaba poco, pero sabía escuchar», y la gente buscaba
su compañía.

A pesar de todo, después de esa infausta metamor-
fosis que lo lleva de la salud a la enfermedad, su poe-
sía sufre un cambio de registro sustancial a propósito
de la vejez.

Así es cómo la describe cuando se presenta con su
peor aspecto:

«En una laguna desconocida, en una bahía sin nombre,
Anclada en un puerto de sucias aguas solitarias,
Un viejo barco sin mástiles, gris, desarmado, inútil,
   muerto».

Gris, desarmado, inútil, muerto.
¿Dónde han ido a parar los millones de soles?

Hace unos ocho o nueve años, yo estaba dando un paseo por el bulevar de Trastevere con una amiga muy querida, Mariella Gramaglia. Con la manía obsesiva que me distingue, le hablaba de mi tema preferido, ese Tercer Tiempo en que, según las estadísticas, muy pronto ingresaríamos las dos. Concretamente yo me quejaba, y lo recuerdo con un punto de vergüenza, de la pérdida de la belleza y del hecho de que se hubiera esfumado de nuestras vidas ese ritual antiguo, el cortejo, que te elige, te distingue del montón y hace que te sientas fascinante. Ella callaba, caminaba despacio. Ya llevaba tiempo enferma, y las dos estábamos al tanto de la gravedad de su mal. En un determinado momento se paró y me miró esbozando una sonrisa cansada pero amable, pensada para amortiguar la violencia de su comentario: «Lo que me cuentas me la trae al pairo. Yo solo pido vivir».

Sufrir una enfermedad, habida cuenta del mucho tiempo que tus órganos internos llevan funcionando, parece inevitable. Intuyes que tarde o temprano te pasará, que una pieza u otra de repente dejará de funcionar. Cabe también que se produzca un motín, que todas las piezas juntas dejen de funcionar y que cualquiera de tus proyectos se vaya al garete, arrastrando consigo toda la refinada trama de tu renovación.

Piensas que vas a estar sola, pues siempre estamos solos frente a lo que es imposible compartir.

Te pilla entonces, aunque te encuentres bien y midas cada día con orgullo tu resistencia al esfuerzo, te asalta a traición, decíamos, un miedo tremendo.

No puedes remediarlo.

Lo que puedes hacer, que a fin de cuentas es lo que hacen todas, es intentar distraerte.

Pensar en otra cosa.

La otra opción es la de bailar en la cresta de la melancolía, intentando compartir con tu gente, hombres y mujeres, una carcajada voluntariosa y liberadora.

Una actitud positiva hacia la enfermedad y la muerte no es obligatoria, pero muy recomendable.

Cuantos más años cumples, menos puedes permitirte el lujo de estar triste. No se te consiente la mirada lúcida del pesimista.

No puedes sentirte cansada. Sacia. Defraudada.

Tus hijos mayores son los primeros en recordarte que tienes que mostrar tu vejez de la mejor de las maneras: si pueden exhibir madres «juveniles» (pido disculpas por las comillas, pero no consigo usar este adjetivo sin ponerlas) y padres simpáticos, están encantados. Una madre deprimida y un padre cascarrabias son un problema. Eso de no ser un problema para mis hijos adultos ha sido mi objetivo principal desde los días en que ya le daba vueltas al tema de la vejez, con 28 años y un hijo de pocos meses.

Me preguntaba, y he seguido preguntándome: ¿si la actitud positiva hacia este tramo de la vida tan denigrado y estigmatizado es una obligación social, lamentar su peso es un lujo indebido o una debida transgresión?

Sea como sea, yo siento ese peso, el peso de todos los estereotipos que de los que he sido víctima, y me concedo el dichoso lujo.

Me doy permiso para escribir lo que me dé la gana.

En la sociedad occidental. Hoy. En la subcultura consumista que nos rodea por todas partes. En el culto de las apariencias, de la complacencia, de la facilidad. Obligados a una supersticiosa remoción del dolor, a una fervorosa cancelación, a la moda feroz de extirpar raíces, de volver liviana la vida, de medir su valor de acuerdo con la adecuación a modelos estáticos de éxito personal, de juventud animal, de bienestar mental, económico y estético. Hoy, cuando ya se ha apagado toda pasión capaz de ir más allá de los límites de nuestro miserable interés, de nuestros miedos, nuestras fobias y valores acomodaticios, hoy el hecho de haber vivido muchos años, de ser viejos sin aparentar ser nuevecitos, es una condición existencial que exige mucho empeño.

«Soy vieja», sueltas con cierto orgullo frente a un grupo de gente de tu edad. «¡Soy vieja, vieja, rematadamente vieja!» Te llenas la boca con la palabra tabú, la saboreas. La propones, la proclamas con acento batallero.

Te das cuenta de que te miran como si fueras una de esas chaladas que andan por la vida con el pelo teñido de azul, una de esas mujeres andrajosas que empujan un carrito lleno de ollas vacías o un vejestorio invitado a la residencia del jefe del Estado para celebrar sus 100 años de edad y el hecho de haber sobrevivido a dos guerras mundiales.

(Incluso tres).

Tu gran revelación está fuera de lugar, y te lo demuestra el hecho de que las demás distraen la mirada como si estuvieran asistiendo a un espectáculo indecente.

Si hubieras confesado tu adicción al alcohol, o hubieras declarado que eres una ninfómana, una ladrona compulsiva o una drogadicta, las reacciones hubieran sido más solidarias, menos asqueadas o apuradas.

Acercarse a una mujer que, en un momento de incomprensible ataque a su propia persona, se ha hecho cargo del adjetivo «vieja», puede ser peligroso. Las más asustadizas temen el contagio. Casi todas se apartan. Se alejan de esa cercanía inconveniente para que quede claro que ellas no tienen nada que ver con la réproba y no están dispuestas a que las incluyan en el mismo subgrupo humano, la gran familia de las ancianas («senior», «silver», «over»... o Grandes Adultas) cada vez más poblada, pero nunca absuelta, nunca bien acogida.

Nunca aceptada.

Apártate entonces, coetánea camuflada, aléjate cuanto puedas.

Intenta ponerte a salvo.

Repara los daños del tiempo. Falsifica tu DNI, que lo cuenta todo, quita el año de nacimiento de las redes sociales, aunque te cueste renunciar a las felicitaciones de tus 2.000 amigos virtuales.

(Nací el 18 de junio. ¿De qué año? Pelillos a la mar...).

Manipula tu biografía, aprende a jugar con cartas trucadas.

Nada va a cambiar. Nada sustancial, para entendernos.

El estigma cae tan rápido como el filo de una guillotina encima de las cabezas grises. Con nosotras, las que vamos teñidas de rubio, se entretiene un segundo más, valora el empeño negacionista de nuestro peluquero, que se cobra lo suyo por el trabajo, pero al final golpea. Golpea de todas formas.

Desde luego no va a dejarse engañar por unas mechas.

En nuestra sociedad educadamente hipócrita, si un homosexual, un negro, un judío, una persona discapacitada o cualquier representante de lo que se considera una minoría sufriera un trato discriminatorio en su lugar de trabajo, todos nosotros, la gente supuestamente decente, protestaríamos.

Sin embargo, si una mujer o un hombre es discriminada (femenino universal) en su lugar de trabajo por un problema de edad, nadie abre la boca.

¿Con que eso no pasa? ¿A nadie se le discrimina en el trabajo por problemas de edad?

He aquí algunos ejemplos.

Los despidos «por edad avanzada» en las redacciones de los periódicos.

La obligación de mantener un aspecto juvenil y una figura irreprochable para las mujeres que aparecen en pantalla: una señora de la edad de Piero Angela, que en paz descanse, o que arrastrara los kilos de más de Giuliano Ferrara hubiera sido despedida hace tiempo.

La obligación de dejar la enseñanza para los profesores universitarios que hayan cumplido los 70 años. En Estados Unidos no existe. El profesor solo se jubila si quiere; de lo contrario se queda. Las profesiones intelectuales se nutren de la acumulación de experiencia, cultura y pensamiento, no exigen trabajo muscular ni performance físicas.

¿Por qué deshacerse antes de tiempo de profesoras y profesores?

Parece que la intención de las empresas es la de promocionar batallones de gente mal pagada de unos

25 años, en detrimento de la carrera de personas de 50 años, que hacen más, saben más, pero no están frescos como una lechuga.

Y, sobre todo, piden cobrar más.

He recogido unas cuantas denuncias amargas a este respecto.

En general las empresas se enorgullecen de «rejuvenecer la plantilla», como si el requisito más demandado por el mercado fuera el buen aspecto y no contaran en absoluto el saber hacer, la experiencia o la pasión.

Hay que decir que esta farsa relacionada con «rejuvenecer la plantilla» convive con el drama de la desocupación juvenil: según un análisis realizado con 960 chicas y chicos de edades comprendidas entre los 18 y los 35 años, el 50 %, uno de cada dos, viven aún con mamá y papá. Y eso no se debe a que las generaciones que me siguen estén pobladas de niñatos acostumbrados a los cuidados maternales, sino a que tienen contratos a tiempo determinado. O están sin contrato. Porque las dos generaciones después de la mía están compuestas por mujeres y hombres en paro o por gente que percibe un salario miserable, por personas precarizadas.

Los jóvenes tienen mando en plaza en el mercado laboral por ser jóvenes y explotados.

Eso es tanto como decir que la discriminación por edad no empieza solo después de los 65 años o cerca de los 50 «mal llevados».

Cada palo aguanta su vela.

También la gente joven.

Mientras haya alguien más joven que tú, corres el riesgo de ser apartado por «viejo».

Mientras haya alguien más viejo que tú, pueden recluirte en una siniestra antesala, a la espera de empezar a vivir.

Sería inútil negar esta injusticia.

La brecha generacional, cruz y delicia de todas las épocas, hoy se ve agravada por la longevidad masiva y por la miseria del banquete a los que se convida a los principiantes: los recursos son escasos, los márgenes encogidos, las inversiones exiguas.

Es fácil desencadenar una guerra cuando los viejos aparentan ser unos santurrones, proponiendo la eliminación sistemática de los más de 70 años para prevenir el «tsunami de plata», como predica Martin Amis, un poco mayor que yo, pero no se apartan ni en broma, y los jóvenes perciben la persistente vitalidad de la mayor parte de los viejos como una persecución personal en masa.

¿Hasta cuándo jóvenes y viejos se contentarán con estos juegos de esgrima cortesanos y pospondrán una lucha sangrienta cuerpo a cuerpo?

Hace más de 100 años, a punto de empezar la Primera Guerra Mundial, el escritor Stefan Zweig, nacido en Viena en 1881 y muerto por suicidio en 1942, en sus memorias tituladas *El mundo de ayer* retrataba de este modo el final de la época en que había nacido y crecido y el arranque de la que entonces estaba empezando y de la que aún somos partícipes:

> «Mientras hoy, en esta época nuestra tan radicalmente transformada, los hombres de 40 años hacen lo posible para aparentar 30 y los de 60, 40; mientras hoy la juventud, la energía, el espíritu emprendedor y la confianza en uno mismo son cualidades que ayudan al individuo a abrirse camino hacia el ascenso, antes, en la época de la seguridad, todo aquel que quería prosperar tenía que disfrazarse lo mejor que pudiese para parecer mayor. Los periódicos recomendaban específicos que aceleraban el crecimiento de la barba, los médicos de 24 o 25 años, que acababan de licenciarse, lucían barbas frondosas y se ponían gafas doradas, aunque su vista no lo necesitara en absoluto, y todo con el único propósito de causar en sus pacientes la impresión de «experiencia». La gente vestía levitas largas y caminaba con paso pausado, y, de ser posible, adquiría un cierto *embonpoint* que encarnaba esa gravedad anhelada. Los ambiciosos se afanaban en anular, aunque solo fuese exteriormente, esa fragilidad que parecía propia de la juventud».

Estas palabras se escribieron en 1922; hoy, cuando ya han pasado más de 100 años, se considera que «esa fragilidad que parecía propia de la juventud» corresponde a los viejos y se ha convertido en el instrumento que suele usarse para discriminarlos. Para dejarlos atrás.

«El anciano frágil» es la figura patética que ha dominado toda la puesta en escena de la pandemia de Covid: tenían que ser los primeros en vacunarse, los frágiles ancianos, había que aislarlos en residencias pensadas para ellos. Había que protegerlos de cualquier contacto con quienes aún disfrutaban de una vida activa: los hijos, los nietos.

¿No resulta conmovedor?

Pero, por desgracia, había también otro asunto relacionado con los frágiles ancianos: si solo quedaba una plaza en la unidad de cuidados intensivos y los aspirantes a la supervivencia eran dos, quien iba a ser intubado y salvado era el paciente joven y se abandonaba al viejo, de acuerdo con una ética aritmética que bien merecería un debate.

Tranquilos, no me meteré en camisas de once varas.

Mejor seguir con la etiqueta de seres frágiles. Y con la de sacrificables, desde luego menos agradable.

Son frágiles, los «ancianos frágiles», pero también son fuertes. Estadísticamente son pobres, pero también se cuentan entre ellos «los más ricos».

Como señala sin ambages Martha C. Nussbaum, profesora de derecho y ética de la universidad de Chicago, «los medios de comunicación prestan atención a los jóvenes multimillonarios de Silicon Valley, pero en realidad alrededor de dos tercios de los pocos centenares de personas que se cuentan entre las más ricas de Estados Unidos tienen más de 60 años, y muchas más de 80».

Y por si eso fuera poco:

«Hace 30 años los bienes inmuebles de las personas de más de 65 años valían 10 veces más que los bienes inmuebles de una persona de menos de 35. Hoy en día valen 50 veces más. Los ancianos son cada vez más ricos. Los jóvenes adultos cada vez más pobres».

En Europa, si hago caso de mi inquieta curiosidad por lo que me rodea, puedo decir que en general la tendencia es la misma.

Por debajo de los 35 años, a menos que no heredes la casa de la abuela, tienes que alquilar un piso. Y el alquiler se come dos tercios de tu sueldo.

Si no eres futbolista o modelo, con menos de 35 años no puedes permitirte ningún lujo; a menudo incluso te falta lo indispensable y tienes que recurrir a los familiares.

¿Es la primera vez que esto pasa en la historia de Occidente?

Sí: por primera vez en nuestra historia los hijos pasan más apuros que sus padres.

Los abuelos cobran la jubilación, sus nietos no la cobrarán.

Hasta llegar a la gente de mi generación, las cosas no eran así: un hijo vivía mejor que su padre (la madre, en lo que atañe a lo económico, era casi siempre insignificante). Se hacían sacrificios para que los hijos tuvieran estudios.

Así las cosas, los hijos de los analfabetos aprendían a leer y a escribir.

Los hijos de los que acababan secundaria iban al instituto.

Los hijos de los bachilleres se licenciaban en la universidad.

Los hijos de quienes tenían un título universitario jugaban con una ventaja de partida, lo mismo que hoy, pero esa prerrogativa no era tan grande, evidente y sustancial.

El ascensor social está estropeado, parado entre un rellano y otro.

Quien nace en el piso de abajo, ahí se queda.

Desde hace decenios.

Me pregunto cuándo alguien tomará la decisión de pedir ayuda, de llamar a un equipo de técnicos capaces de poner de nuevo en marcha el engranaje. Antes de que sea demasiado tarde.

También me pregunto, pero con menos énfasis, por lo bajini, a escondidas de mí misma, si es esta condición, que alguien encuentra simbólicamente dominante, la que provoca hacia nosotros, los *baby boomers*, la antipatía de las generaciones llegadas más tarde, incluso solo un poco más tarde.

Me lo pregunto, pero no tengo ninguna prisa por encontrar una respuesta.

También el hecho de que los viejos seamos más solventes que los jóvenes es una novedad absoluta.

Antes no era así.

En pocas palabras, somos una generación experimental.

Muchos de nosotros también han gastado su juventud intentando redibujar sus límites, inventándola, viviéndola intensamente y, sobre todo, echando mano de la revolución, promoviéndola como pura, heroica, incontaminada. Innovadora.

Había que cruzarla cargados de excitación y asombro, como si se tratara de descubrir un continente desconocido. Creíamos ser los primeros responsables de destronar a los padres, de apearlos del pedestal de una autoridad hasta entonces indiscutible, de deshacer sus dogmas, de socavar su seguridad, parafraseando los estribillos de la tradición, ridiculizándolos.

Estábamos seguros de que nadie antes que nosotros se había atrevido a darle la vuelta a los roles: confiar en los hijos y solo en los hijos, denigrar a los padres, considerar cualquier extravagancia como un tesoro alternativo, inventar nuevas maneras de hacer política, desdeñar al contrario como si fuera un ejercicio de gimnasia diaria, prodigiosa a la hora de acabar de una vez con la infancia, y entrenarse para una lucha dura con la vista puesta en un futuro que no llevaría ninguna huella del pasado.

En su día divinizamos la juventud, el quiebre de las reglas, el final de la transmisión vertical del saber, y de verdad pensábamos que éramos los primeros en hacerlo.

Grave error: resulta que ya lo habían hecho los Futuristas, Marinetti, Balla, Boccioni, Carrá, la velocidad, la modernidad, los coches. Las cadenas de montaje.

«¡Compañeros! Aquí estamos para declarar que el triunfante progreso de las ciencias ha provocado en el ser humano unos cambios profundos, al punto de cavar un abismo entre los dóciles esclavos del pasado y nosotros, seres libres y confiados en la brillante magnificencia del futuro» (extracto del *Manifiesto de los pintores futuristas*).

A esa «brillante magnificencia del futuro» pronto se impondrá también la guerra. La guerra, «única higiene del mundo», como escribe Filippo Tommaso Marinetti en 1915.

Se impondrá la debacle de los viejos poetas: Carducci, D´Annunzio, Pascoli.

La escritura automática. El surrealismo.

Un fermento absoluto de transgresión teórica, de rechazo programático de lo viejo.

Y luego el encuentro con el fascismo.

Ese fascismo que cantaba «Giovinezza, giovinezza / Primavera di belleza», exaltando la juventud como el tiempo de la plenitud absoluta.

Ellos también, los fascistas, se dedicaron a glorificar lo Nuevo. Al joven varón guerrero, a la joven mujer fértil que procura hijos a la Patria. Y el nazismo hizo otro tanto: jóvenes hermosos y arios. Pelo rubio, ojos azules, sumisión a las reglas. En los campos de concentración los primeros que acababan en la cámara de gas eran los viejos.

Carcasas inútiles.

Resumiendo, está claro que no fuimos los únicos en teorizar la superioridad moral e intelectual de la juventud, pero, eso sí, fuimos los únicos que lo hicieron desde la izquierda. Nunca profesamos el culto al cuerpo perfecto; nuestro rechazo a los adultos no procedía del desprecio del animal joven que huele la debilidad y agrede. Nosotros creíamos que cualquiera que tuviese menos de 25 años era «ontológicamente revolucionario» porque no tenía nada que perder, aún no, y al tener toda una vida por delante, podía regalar su tiempo con una generosidad ilimitada, podía invertirlo en cambiar el mundo. Para experimentar otras reglas. Podía arriesgar. Equivocarse. Volver a intentarlo. Conseguirlo por fin.

Éramos unos tontos (una se vuelve inteligente con el paso de los años, pero de eso te enteras después). Éramos ingenuos, creativos, bien intencionados y presuntuosos.

Guiándonos por una astucia instintiva, de muy jóvenes dibujamos un retrato del Macho Adulto tan antipático como para que nos entraran ganas de fugarnos de casa, de hacer novillos. Lo suyo era que fuera pomposo y previsible, represor, petulante y autoritario. Hipócrita. Aburrido. Conformista y superficial.

Debía ser un enemigo de poca monta.

Podíamos luchar contra él y vencerlo sin demasiado esfuerzo.

Ya sé, ya sé que al final no ganamos, pero tampoco salimos perdedores.

Beneficiamos a nuestro país, poniéndolo al mismo paso que Europa.

La evolución de las costumbres, la libertad de divorciar, de ser madres de acuerdo con nuestro deseo y no por obligación. Una nueva ley de familia y muchas cosas más.

Nos hicimos trampas en solitario porque aquella caricatura de adulto, colocado como un espantapájaros en nuestro camino, hizo casi del todo impracticable el trayecto hacia una madurez serena.

¿A quién de nosotros le apetece ponerse esa levita de macho presumido y triste?

Fuimos muchos los que huimos de casa.

Tardamos en hacernos mayores.

Pensábamos que nos quedaríamos jóvenes para siempre, como si bastara con desearlo. Como si no fuera necesario morirse para parar el tiempo. Aquellos de entre nosotros que no murieron (y fueron unos cuantos los que murieron en los años setenta), acabaron teniendo 30, luego 40, 50 y 60 años. Tuvieron que medir la distancia entre su propio rostro envejecido y el retrato malévolo que habían adjudicado al rostro de sus padres. También tuvieron que tomar nota de las inevitables semejanzas, o al menos eso es lo que hicieron los más honestos, entre «nosotros» y «ellos», ciertas envidias cicateras, ciertas nostalgias y recriminaciones. Un punto de ansiedad.

«Me gustaría saber que tienes la vida arreglada».
Mi hijo tenía poco menos de 25 años y yo poco menos de 50 cuando me oí pronunciar esta frase.
A punto estuve de desmayarme. ¿De verdad era yo quien había pronunciado aquellas palabras?
En cuanto me repuse, solté una carcajada.
Me reí un buen rato, no podía parar.
Entonces rio él también, mi hijo.
Y mi estatus de madre pop fue rehabilitado.
Sí, yo aún era distinta. Muy distinta.
Pero ¿distinta de quién?

Debido a la ausencia, en mi época, de abuelos longevos o con mucho carácter, no nos vimos obligados a inventarnos más caricaturas.
Caricaturas de viejos.
En la galería de nuestro pasado, de los 65 años en adelante no existía ninguna evidencia histórica con la que medirnos.
Ningún modelo al que hubiera que oponerse.

Podemos ser viejos como nos dé la gana.
El lugar que estamos a punto de cruzar es un espacio vacío, que antes no existía y ahora existe.
Pero hay que tener el valor de amueblarlo.

Amueblarlo para que resulte habitable e incluso acogedor.

Yo lo he intentado. Mejor dicho: lo estoy intentando.

Estoy intentando ponerme en contacto con los más de 14 millones de personas, los de más de 65 años en mi país, que me importan.

Son gente como yo, hermanos y hermanas, mis compañeros de aventura.

Quiero invitarlos a una fiesta.

La del orgullo de haber conseguido llegar a viejos.

Y en condiciones.

Va a ser una trabajera y nadie me garantiza que vayan a aceptar mi invitación, porque, como dice Martha Nussbaum:

«Los ancianos se protegen de los efectos dañinos de los estereotipos rechazando cualquier identificación con el grupo denigrado, y continúan pensando que son jóvenes. Eso implica la renuncia a las ventajas de la solidaridad de grupo. En cambio, en otras categorías afectadas por estereotipos de origen racial o relacionados con el género, con la orientación sexual o la discapacidad, la solidaridad de grupo ha sido un factor importante a la hora de conformar movimientos revolucionarios que han luchado por un trato más igualitario y para mejorar su propia autoestima».

En pocas palabras: si no reconoces formar parte del grupo estigmatizado y aparentas pertenecer a otro grupo, no vas a hacer ninguna revolución.

No pasarás al ataque.

No disfrutarás de tu dosis de «sensación de pertenencia», la más exquisita de las drogas.

No pergeñarás una estrategia ganadora para ti y para los 14 millones de personas como tú.

Te quedarás sola, solo.

Y dudo mucho de que vayas a mejorar tus condiciones de vida.

Es una lástima porque sobre papel hay una masa crítica consistente, tanto con respecto a la cantidad como a la calidad, pero ¿qué hacer para convocarlos a todos, para implicarlos, para que se reconozcan el uno en el otro, para trasformar tantas flaquezas en la fuerza necesaria para cambiar las reglas del juego?

Yo me animé a intentarlo hace un par de años.

Fui con Maria Palazzesi a la Casa Internacional de las Mujeres en Roma, uno de los pocos centros relacionados con el feminismo que quedan abiertos, activos y con ganas de hacer cosas. También es un espacio confortable y hermoso, algo raro en los lugares donde se reúnen las mujeres, debido quizá a esa maldita costumbre nuestra de contentarnos con poco.

Esta es una espléndida vivienda situada en la vía de la Lagunara, cerca del río, un edificio grande, antiguo, rodeado de un exuberante jardín.

Pues allá que nos fuimos, Maria y yo, y propusimos formar un grupo de mujeres interesadas en hablar de la vejez.

¿Un grupo de autoayuda como el de alcohólicos anónimos? ¿Un grupo de auto concienciación? ¿Un grupo de estudio? ¿Un «pequeño grupo», como habíamos bautizado en el siglo pasado la revolucionaria costumbre de empezar por una misma para llegar a todos los demás? Digamos que sería una mezcla de las cuatro fórmulas, sin alinearnos con ninguna de ellas en concreto. Las participantes debían haber cumplido ya los 60 años. Antes de arrancar cualquier intervención, había que proceder a una «salida del armario»: cada cual tenía la obligación de declarar su edad en una pública confesión de malestar. Luego se compartían con las demás las discriminaciones de las que habíamos sido víctimas.

Eso, pero también las declaraciones de fuerza, la disposición al desafío.

El rechazo a las etiquetas.

La curiosidad y las ganas de reaccionar.

Hubo muchas que se apuntaron.

Tuvimos que limitar el grupo a 20 personas. Nuestra intención era crear más grupos, que efectivamente fueron creándose en toda Italia.

Bautizamos estas reuniones con el nombre de *Senior Caffé* porque los cinco euros que aportaba cada participante servían para comprar cava y tartaletas, en un acto de implícita coherencia: nosotras, que a los 20 años animamos a nuestras madres a echar unas risas y a tomarse una copa, no queríamos convertirnos, 40 años después, en vestales del lamento.

Melancólicas y abstemias.

A pesar de que el hecho de envejecer sea mucho más duro para las mujeres que para los hombres.

A pesar de que la cultura dominante invite a mostrar una actitud juvenil militante, cada vez más vacía y tontamente exclusiva.

A pesar de que las figuras históricas del feminismo, las mujeres que me ayudaron a no dejarme dominar, someter o anular cuando yo era una chica, tengan ahora 80 o más años y no hablen del acto de envejecer, de lo que implica en cuanto a rebaja de la autoestima, de velado ostracismo, de desprecio social.

Calla, el feminismo histórico, cuando de lo que se trata es de abordar la cárcel de la edad.

La mayoría calla.

Mis compañeras del *Senior Caffé* y yo redactamos juntas, entre bromas y veras, un manifiesto. Ahí va:

YO DESEO

1. Que no me discriminen por el hecho de no ser ya una persona joven. Los seres humanos no pierden valor con el paso del tiempo, como esas lechugas que en un santiamén pasan del tenderete de fruta y verdura, listas para ser saboreadas, al cubo de

la basura por considerarlas no aptas para el consumo.

2. Que no me obliguen a comportarme, vestirme, hablar, actuar y relacionarme de acuerdo con unas etiquetas que el ciudadano de a pie atribuye a la edad avanzada.

3. Que no me critiquen o ridiculicen si no sigo el guion previsto para «las viejas».

4. Que me respeten y traten con una atención proporcional a la dimensión, al peso y a la riqueza de mi pasado. Es decir, mucha.

5. Que se me deje libre de mantener relaciones con personas más jóvenes, sin tener la sensación de haberme colado en una fiesta.

6. Que se me permita mantener relaciones con personas mayores que yo (¿cuarta edad?) sin sentir miedo de asomarme a un abismo o de estar tomando ya las medidas de mi ataúd como próximo y cercano destino.

7. Que se me libre de la humillación de los estereotipos que desvalorizan esta parte de la vida: no soy avara ni envidiosa, no soy mordaz ni atontada, no he perdido la cualidad de ser curiosa y apasionada. Sé utilizar ordenadores, iPad y teléfonos mó-

viles, y si no paso el día entero metida en las redes sociales es solo porque tengo un montón de otras cosas que hacer o porque tengo cosas mejores que hacer.

8. Que nadie me considere una excepción por el hecho de no ser avara, envidiosa, mordaz, atontada, inerte, deprimida y derrotada. Somos muchas. Como yo las hay a montones.

9. Que se me trate con los mismos miramientos reservados a un grupo de población muy numeroso. Conformamos el 22 % de la población europea y este porcentaje va en aumento. No hablo solo de cifras: somos una fuerza, y somos un problema político.

10. Que se me considere con la atención que merezco por parte de los políticos: el hecho de prolongar las expectativas de vida es un progreso, pero para poder disfrutar de esta mejora hace falta redibujar la sociedad, volver a definir las franjas de edad, trabajar un concepto de bienestar que tenga en cuenta la dimensión masiva del envejecimiento. Hay que crear oportunidades de trabajo y de realización personal, inventar nuevos estilos de vida, construir edificios comunitarios que resulten confortables, poner otra vez en valor competencias adquiridas con el paso de los años, aprender a hacer buen uso de ellas. No quiero que mi

mensaje resulte amenazante, pero somos muchas. Y estamos, como se decía hace años utilizando una palabra sin ninguna gracia, «politizadas» desde que teníamos 16 años. Hemos adquirido la costumbre de detectar problemas, incluso los menos evidentes, y de ponernos en marcha para resolverlos. Estamos acostumbradas a negociar con la política. Ahora es la política la que tiene que vérselas con nosotras.

Formar parte del *Senior Caffè* fue una experiencia vigorizante.

Nos lo pasamos en grande y nos confrontamos las unas con las otras.

Nadie de nosotras declaró sentirse vieja; todas querían dejar muy claro que se «sentían» jóvenes.

Algunas con belicosa alegría, otras preocupadas, como si tuvieran miedo de haber contraído una enfermedad asintomática que no habían detectado y no sabían curar, que es tanto como decir que podían morir en ese trance. Así, de sopetón.

Yo también me siento joven, siempre me he sentido joven, a todos los efectos, casi como si la juventud fuera una profesión.

Y desde luego yo también, como tantas otras, de vez en cuando le tengo miedo a estas hojas de tijera que se abren, creando un hueco entre la imagen que los demás tienen de mí y la que yo conservo.

¿Dónde está la verdad?

¿Existe una verdad distinta de la que proclama el DNI?

Si ser joven significa estar atenta, activa, dispuesta, curiosa y apasionada por la vida, es posible sentirse jóvenes hasta el final.

Eso de ser jóvenes es posible más allá y por sobre de la mirada severa de los demás. Una lo es por elección, por predisposición natural, por mandato del destino.

De la misma manera, es posible que una se sienta vieja desde un buen principio, cuando acaba de empezar a caminar.

¿Cómo se sienten las que se consideran viejas?

¿Cansadas, hartas, desmotivadas, desilusionadas?

Miremos de cerca las palabras. ¿Seguro que nosotras, las nuevas «viejas», no nos hemos ganado el derecho a apropiarnos de nuevos adjetivos?

Aquí van unos cuantos: lúcidas, auténticas, peleonas, irónicas, perspicaces, curiosas, fuertes. Amablemente chismosas, es decir, bien dispuestas a divertirnos hablando de la vida de los demás.

Y habría que añadir: de oídos atentos, porque cuando ya todo ha sucedido en la larga experiencia que vas arrastrando, finalmente dejas que la gente te cuente lo suyo e incluso puedes echar una mano para que se orienten las que tienen menos pericia que tú. Carecen de brújula existencial y a menudo tienen mucho miedo.

¿Creéis que os hablo de la dichosa sabiduría? No, desde luego que no. Se trata más bien de una habilidad validada por el tiempo que, si conseguimos librarnos del peso de los estereotipos y dejamos por fin de menospreciarnos, sabemos manejar a la perfección.

(Me he decantado por el femenino universal. No quiero esconderme detrás de un asterisco. Estoy hablándole a las mujeres, sobre todo a las mujeres).

Vivimos en una eterna Edad Media de los sentidos y los sentimientos. A nosotras, que tenemos la audacia de mostrar los signos del tiempo y pretender que no resulten desagradables, nos llaman brujas. Me refiero a nosotras, las mujeres. En la libertad, que las más fuertes se atreven a ondear como una bandera, en nuestra nueva libertad, en su encanto secreto, nadie confía.

Nos querrían ver aparcadas, dejadas de lado, decorosas y finiquitadas.

Les gustaría que siguiéramos al dedillo el guion de fin de fiesta.

Cabreadas por lo que hemos perdido e incapaces de contar al mundo lo que hemos ganado.

La hoguera está lista y los estereotipos la alimentan como gavillas de madera seca. Siempre hay alguien dispuesto a añadir leña al fuego con nuevas palabras: la rehecha, la deshecha, la protestona, la «polemicante», que uniría la polémica y la política. La hoguera arde.

Arden la ansiosa, la gafe, la bruja.

Y en el centro de la hoguera campea la eterna e ingobernable santa protectora de las mujeres con mucho carácter: la tocapelotas.

A ver: la tocapelotas pide respeto.

No se trata de conmiseración o cuidado; no pedimos un asiento en un autobús atestado de gente o una ayuda para colocar en el portaequipajes una maleta pasada. Se trata de respeto.

Pongo el ejemplo de una conversación tan real como la vida misma:

«Respeto... ¿Por qué?».

«Porque mi graduación es superior a la tuya».

«¿De qué estamos hablando?».

«Hablamos de humanidad. Si estuviéramos en el ejército, yo sería un general y tú, con tus 40 añitos, me limpiarías las botas».

Ya desde los tiempos de *De senectute,* es decir, desde el 44 a. C., se ha ido abordando el tema de la vejez.

Cicerón se inventa un breve diálogo entre el anciano Marco Catón, que en aquel entonces tenía 83 años, pero seguía activo y con un cargo político preminente, y Lelio y Escipión, dos hombres de unos 30 años, maravillados de que el hombre viva tan serenamente la vejez, una etapa de la existencia de la que ya se hablaba mal por aquel entonces.

Cicerón y su amigo Ático tienen alrededor de 60 años: el tema les interesa mucho, aunque consideran que aún no han entrado en esa etapa dolorosa de la que les gusta hablar.

El viejo siempre es el otro, nunca tú.

Tanto en el 44 a. C. como hoy, en 2026.

Para complacer la curiosidad respetuosa, pero a la vez aterrorizada, de Lelio y Escipión, Ático y Cicerón se esconden tras la figura de Marco Catón, pues él sí es sin falta un anciano.

Los dos hombres quisieran saber qué opina de las acusaciones que sufren las personas mayores: la falta de creatividad, la torpeza del cuerpo, la ausencia absoluta de placeres y el miedo absoluto y persistente a la muerte.

Catón les proporciona una ristra de historias ejemplares de ancianos con éxito.

Creativos. Estudiosos. Sabios. Dueños de mucha autoridad.

Libres de la enorme dispersión de energía que comporta la búsqueda del placer. Cultos, curiosos y capaces, ellos sí y solo ellos, de librarse de las «ataduras de las pasiones». Admite Catón haber conocido también a algunos coetáneos («es cosa grata encontrarse con nuestros símiles») que a menudo se quejaban, «a veces porque ya no disfrutaban de los placeres que daban sentido a la vida, otras porque se sentían despreciados por quienes antes los habían tenido en alta estima».

¿Estaban equivocados? Tenían razón de quejarse, pues a nadie le gusta verse apartado, pero erraban achacando a la vejez la razón de tanto sufrimiento: «El responsable de todas aquellas quejas era su carácter, y no la vejez».

Hablemos del carácter. De la importancia del carácter. Más de 2.000 años antes de Hillman.

«Ut enim non omne vinum, sic non omnis natura vetustate coacescit».

«Pasa con el carácter lo mismo que con los vinos: no todos se agrian con el tiempo».

A fin de cuentas, también Cicerón, a su manera, intentaba luchar contra los estereotipos.

¿Dónde está escrito que nosotros, los viejos, somos quejosos, temerosos, inertes, inútiles y marginales? Quien es así de mayor, casi siempre lo era también cuando era joven.

(En el *De senectute* se habla únicamente de hombres. No aparece ni una sola mujer, nunca se nombra a las hembras de la especie en esta conversación entre machos alfa de hace 2.070 años).

Los viejos machos potentes como Catón se sienten fuertes, tranquilos y satisfechos.

En el juego, tienen a su disposición la carta del desapego: «Y dejo la vida como si dejara una casa de huéspedes, no un hogar, pues la naturaleza ha puesto a nuestra disposición una vivienda para que nos alojemos un tiempo aquí, pero no para habitarla permanentemente». La carta de la aceptación del límite: «No añoro la fuerza de un joven, de la misma manera que de joven no deseaba la fuerza de un toro o de un elefante». También la que te lleva a dominar la muerte: cuanto más sabio eres, más serenamente mueres, pues la angustia es indicio de estulticia.

Y finalmente la carta que nos permite devolver al remitente la acusación de avaricia: «No hay comportamiento más necio que el de querer acumular más vituallas cuando estás a punto de acabar el viaje».

Siento decir que, también en el *De senectute*, los argumentos solo sirven de consuelo.

Parecería que el asunto de la vejez se aborda para defenderse de la naturaleza perniciosa de ciertas ideas recurrentes.

No quisiera caer en esta trampa.

Sé que puedo conseguirlo.

Sé que puedo consolar contando la verdad, en vez de colaborar en la puesta en valor de satisfacciones residuales. La sabiduría. La paz de los sentidos. El desapego de las pasiones. Premios de consolación que invitan a morir más que a vivir.

¿Qué sería una vida sin pasiones?

¿A quién le apetece?

¿De verdad hay alguien que se sienta afortunado o feliz por practicar con provecho el arte de la indiferencia?

(Otra cosa es el desapego. El desapego no es el fin de las pasiones, sino la renuncia al afán de tenencia, al deseo de posesión, a la necesidad de ganar. No es fácil, pero estoy en ello).

La pasión por vivir no se reduce con el paso del tiempo, sino que se afina, reelabora sus propios objetivos, juega con la que Alberto Spagnoli, en su ensayo titulado *E divento sempre più vecchio*, que lleva como subtítulo *Jung, Freud, la psicología del profundo y el envejecimiento*, denomina «la dinámica entre vínculos y posibilidades». La pasión por vivir se adecua a los vínculos, se sirve de las posibilidades y cabe que al final explote en una infancia terminal donde las palabras retoman su sentido porque son las últimas, precedidas de un silencio marcado por la espera.

Como las primeras.

Spagnoli, que fue el responsable del laboratorio de neuropsiquiatría geriátrica del Instituto Mario Negri de Milán, escribe: «En el arco vital del ser humano, los únicos eventos de auténtica discontinuidad son el nacimiento y la muerte. También la pubertad y la menopausia marcan momentos de cambio, y sin embargo tienen las características de un proceso más que de un evento».

Si los únicos eventos de auténtica discontinuidad son el nacimiento y la muerte, el final de una existencia debería celebrarse con la misma emoción y alegría con que se acoge una nueva vida.

El recién nacido y el moribundo tendrían que suscitar idéntica ternura.

Ser cuidados con la misma devoción.

Pues no.

A la ternura de la primera mirada que dedicamos a quien acaba de nacer corresponde el dolor seco de la última mirada que recibe quien está dejando este mundo.

Es como si nos resultara insoportable fijarnos en ese fotograma fijo que nos habla del momento en que dejaremos de cambiar.

Mientras haya transformación hay vida.

La vida acaba cuando todo se detiene.

Como buenas atletas (femenino universal) tenemos que movernos a su ritmo, aprender su paso, acelerar o aflojar según convenga, flexionar el cuerpo y luego dar un buen salto para que no nos deje tiradas.

Hay que mantenerse ágiles.

No hablo de mantenerse jóvenes, sino ágiles. Flexibles.

Hay que aprender a moverse respetando el tiempo del Tiempo.

Sin obstinarse en imitar modelos caducos.

Pero sin esconderse.

Sobre todo, sin esconderse.

A finales del siglo XIX Virginia Oldoini, condesa de Castiglione, considerada la mujer más hermosa de

Europa, se recluyó en una vivienda oscura y sin espejos para no ver nunca más su imagen reflejada.

«Mi primavera ya transcurrió, y también el verano. Ya he llegado al otoño, incluso diría que al invierno de los sentimientos».

Su drástica decisión fue aplaudida por muchos, entre ellos por Guido Gozzano, poeta y muy hombre él, que escribió:

«Al marchitarse tras el verdor
dejó el mundanal ruido, selló las puertas
de su hogar y ahí se quedó prisionera.
Sola con el Tiempo, entre telas deslucidas
pasó los años sin amigos, sin
espejos, ocultando al Pueblo y a la Corte
la afrenta suprema de la decadencia».

La afrenta suprema de la decadencia.

En el momento en que decidió recluirse, la condesa de Castiglione tenía 39 años y «un delicioso rostro, la piel de una frescura inigualable, una mirada profunda y aterciopelada, la nariz pequeña y unos dientes como perlas», según nos cuenta Pauline von Metternich.

En su día la habían enviado a la corte de las Tullerías, donde residía Napoleón III, para que ejerciera su influencia en algunos delicados juegos de alianzas.

¿Por qué? Porque era hermosa, refinada, elegante. Y tenía 19 años.

Es probable que fuera también muy inteligente.

Y la inteligencia no se pierde con los años, pero hace dos siglos las mujeres no tenían bastante con ser inteligentes para mantenerse a flote.

Si nacías mujer y tu hermosura te permitía ejercer el poder y ser célebre, la manera de mantener tu reputación consistía en desaparecer antes de que asomara la primera arruga, antes de que tu mirada aterciopelada se hundiera en la sombra de las ojeras, antes de que los dientes como perlas se desgastaran, antes de que la frescura inigualable de la piel mostrara su naturaleza vegetal.

Había que retirarse a tiempo entre las «telas deslucidas», como predicaba el poeta. Eso en el siglo XIX.

Nada cambió en el siglo XX.

Ovación cerrada para Greta Garbo, para Marilyn Monroe y para todas las que desaparecieron antes de marchitarse, debido a una enfermedad, a una muerte súbita, a un suicidio o a la reclusión absoluta. Escarnio y vergüenza para Brigitte Bardot, que se permitió el lujo de engordar sin importarle quien la mirara, malogrando el altarcito que el imaginario masculino había edificado en su honor cuando era hermosa.

Escarnio y vergüenza para todas aquellas que intentan sobrevivir como personas, mutando de piel, secundando el tiempo, como suele sucedernos a los humanos.

En el siglo XXI aún nos queda un buen trecho por recorrer hasta librarnos de la obligación de ser jóvenes y hermosas para siempre: si no quieres encerrarte en una casa oscura y sin espejos a la espera de que el tiempo te entierre, solo te queda la opción del lifting, es decir: esconderte tras un muro de plástico. Es una manera como otra cualquiera de desaparecer.

En la tumba de la condesa de Castiglione en el cementerio Père-Lachaise de París puede leerse este epitafio:

«Solo dura un instante. La muerte despliega su negra capa y el rostro que fue tan hermoso conoce la afrenta más dura».

Vale. De acuerdo, entonces. Sigamos hablando de la vejez siempre a partir de la muerte, empecemos por el final, como si fuéramos lectores necios que no saben seguir una trama. Entreguémonos en cuerpo y alma a la biología, sin poner reparos.

Aceptemos que hay un trecho de camino en la vida imposible de manejar, que tenemos que rechazar por principio. Una etapa odiosa. Peor: sobrante. Un problema que se esquiva recurriendo a la vulgaridad de los conjuros (toca madera, que pasa un féretro) o a la vileza de la remoción.

Tampoco sirve de mucho abandonarnos al abrazo sofocante del psicoanálisis. Según Alberto Spagnoli:

«Durante mucho tiempo el psicoanálisis ha interpretado el envejecimiento como un fenómeno guiado por la inercia, opaco, falto de rasgos peculiares. El inconsciente es un almacén caótico que conviene ordenar volviendo a recorrer los momentos importantes de la vida, una vida demasiado larga para el anciano, una tarea demasiado trabajosa para el psicoterapeuta... A lo largo de la infancia se forman el individuo y su destino; luego, todo se reconduce a las primeras etapas de la vida, todo es regresión o reactivación, y la vejez es una segunda infancia».

¿Una segunda infancia?

En todo caso, una segunda adolescencia: las mismas dudas respecto de nuestro aspecto físico, que va cambiando sin que podamos controlarlo, las mismas ganas de hacer piña con nuestros coetáneos. Con las coetáneas.

La misma necesidad de reír. Juntos. La misma tentación de soltar bravuconadas. La misma necesidad de exagerar los pequeños desesperos individuales para consolarse luego la una a la otra y sentirse parte de un grupo, de un todo. Reconocerse. Apoyarse mutuamente.

Spagnoli además se pregunta: «¿A quién se le ha ocurrido desear la vejez?».

(Todos aquellos que no han llegado a tiempo de vivirla, que han muerto antes de poder disfrutarla, por ejemplo).

«Las principales teorías psicológicas, de Freud a Piaget —añade Spagnoli—, están de acuerdo en limitar el auténtico desarrollo psicológico a los primeros 20 años de vida...Freud concede a la persona mayor solo la capacidad adaptativa, garantizada por el perdurar de las pulsiones del Yo y fundada en el trágico y conmovedor estoicismo del hombre laico, pero sostiene que la regresión de los impulsos sexuales comporta el lento apagarse de la libido, lo cual implica la disolución de la capacidad creativa».

Como si nos invitaran a tirar a la basura unos 60 años, insinuando que la verdadera vida acaba pronto. Y acaba mal.

El psicoanálisis, que debería dedicarse a curar lo que de doloroso tiene el hecho de ser humanos, descarta, colaborando con la remoción general, el último trecho de camino. El más duro. Pero también el más interesante.

La vejez no solo es una fase de la evolución de la psique igual que todas las demás (un viejo no es una piedra ni el mármol de su sepulcro, sino que crece y se transforma como cualquier organismo vivo), sino también esa peculiar etapa que, vivida en buenas condiciones, nos permite comprender qué hemos sido y finalmente somos, completando el cuadro de nuestra identidad.

«Las personas a punto de cumplir 50 o más años suelen carecer de la plasticidad de los procesos psíquicos en que se basa la terapia, lo cual implica que las personas mayores ya no pueden ser educadas. Además, la cantidad de material que hay que elaborar prolonga indefinidamente la duración del tratamiento».

Así se expresaba Freud en 1904.

«El material que hay que elaborar prolonga indefinidamente la duración del tratamiento».

Hablando en plata: es una pérdida de tiempo atender a quien va arrastrando una vida demasiado larga. Cuanto más material se acumula, mayor es el empeño y más incierto y relativo el éxito. Tanto si pretendes desguazar tu pasado lejano como si te propones volver a elaborarlo, tendrás que hacerlo sola, mientras quien debería guiarte en la investigación de tus conflictos interiores dedica su tiempo a pacientes recién salidos del horno, manipulables como cera. Con un pasado más breve que el futuro, con pocas defensas mal organizadas, la piel fina y una infancia relativamente reciente.

«Las personas mayores ya no pueden ser educadas».

Si esta afirmación trasnochada que procede de Freud fuera cierta, yo ya me habría quitado la vida, no estaría aquí, empeñada en amueblar la hilera de cuartos vacíos donde hemos conquistado el privilegio de alojarnos durante al menos 30 años. De los 60 a los 90.

Al contrario: a «las personas mayores», por suerte de todos y sobre todo mía, se les puede educar casi tanto como a los niños.

Tienen hambre de educación, de instrucción, de entrenamiento mental y espiritual; están tan cerca de la verdad que les urge aprender a gobernarla, a redondear los cantos duros, a compartirla.

A volverla fértil.

Hablando, estudiando, creando.

Es el momento mejor para intentar «ser dueños de la propia casa», el Tercer Tiempo.

Sin caer en el narcisismo y creer que somos el centro del universo, pero con los instrumentos adecuados para dominar la dimensión del inconsciente, de conocerla.

Es la edad que Carl Gustav Jung llama «el atardecer de la vida»:

«El atardecer de la vida goza de tantos significados como la mañana, pero son significados y perspectivas completamente distintas. El ser humano tiene un doble propósito. El primero es el dictado por la naturaleza: la procreación y las varias responsabilidades que atañen la protección de la prole, lo cual implica la búsqueda de ganancias y de estatus social. Cuando ya se ha cumplido este objetivo, empieza otra etapa marcada por el propósito cultural. La primera meta se alcanza a través de la naturaleza y el aprendizaje, que en cambio son de escasa o nula utilidad para conseguir el segundo objetivo. Y sin embargo a menudo predomina una ambición errada, según la cual los viejos deberían ser como los jóvenes o por lo menos intentar imitarlos, aunque íntimamente estén convencidos de la inutilidad de la empresa».

«La ambición errada» mi querido Jung, va trufada de estereotipos rancios enquistados en la memoria colectiva: la vejez sería sinónimo de rigidez, anquilosamiento, torpeza e insociabilidad, mientras que la juventud, solo por serlo, implicaría goce, valor, eros y disponibilidad. Lo que nos corresponde es librarnos de toda esa cochambre. Se trata de buscar dentro de cada persona mayor al Puer que brinca con ganas de empezar y dentro de cada joven al Senex que reflexiona a propósito de su experiencia vital, aunque sea muy breve.

Intentémoslo.

Separar al Puer del Senex es peligroso.

Vivimos en una época en que se sobrestima la puerilidad, mientras que la senilidad es casi un insulto.

Así las cosas, la edad se convierte inevitablemente en una doble prisión.

Cualquier edad.

La política se empeña en complacer a los jóvenes en vez de esforzarse por resolver sus problemas; los corteja en cuanto categoría, intenta reclutarlos, mostrarlos como trofeos, y utiliza su eventual capacidad de involucrarlos como muestra de interés hacia todo lo nuevo.

Obviamente esta capacidad acaba fracasando y los jóvenes se quedan apartados, a años luz de la política. O al menos de la política tal como se ejerce hoy en día.

Este desinterés generalizado de los jóvenes por la política lleva a los políticos a poner en duda la madurez de los jóvenes, no la suya propia.

A estas alturas, la queja a propósito de la condición de los jóvenes se ha convertido en un llanto ritual, transversal, con etiquetas distintas, distintos modos de acentuar la retórica y una inmovilidad que espanta.

Había en la región del Lazio, donde durante cinco años intenté «hacer política» a mi manera y acabé siendo víctima de la política tal como la entienden los que la ejercen de oficio, había, repito, y cabe que todavía haya, un servicio de asesoramiento para los asuntos relacionados con la juventud. Era uno de mis cometidos (junto al de Cultura), y por lo tanto sé muy bien lo que me digo.

Trabajé, como asesora de las Políticas juveniles, ocupándome de bandos públicos y financiaciones muy cautelosas en beneficio de las jóvenes creativas y los jóvenes creativos en busca de satisfacción moral y material.

Sobre todo, material.

Lo hice con una pasión imprudente.

Me ocupaba de la franja de edad por debajo de los 35 años.

Ponía a disposición cada año un millón y medio de euros.

Me habría encantado ocuparme de la franja de edad que iba de los 65 en adelante, pero no existía.

Y no existe.

Nunca ha existido un departamento dedicado a las Políticas Seniles.

Nunca se ha nombrado a un ministro que, rodeado de sus expertos, sus secretarías repletas de empleados, sus técnicos perspicaces, se dedique a investigar las dificultades, las melancolías, la desesperación que a menudo es nuestra fiel compañera en ese trecho final del largo recorrido que lleva de un punto a otro de los dos grandes eventos: el nacimiento y la muerte.

Somos un continente añoso, estamos envejeciendo. En el saldo resultante del cálculo de nacimientos y decesos, las criaturas pierden: se muere menos y se procrea menos.

(Y volvemos a lo de antes: cuando se habla de reticencia de las mujeres jóvenes ante el hecho de tener hijos, los políticos interpelan a las mujeres en vez de interpelarse a sí mismos, a lo empresarios que no renuevan los contratos a tiempo parcial si intuyen su deseo de ser madres, a este bienestar cogido con pinzas o a los recortes de los servicios sociales).

«En los próximos 10 años el segmento joven de la población disminuirá en un cuarto de millón por año, y en cambio al segmento de la gente mayor se añadirán 50.000 unidades. Cada anciano que se sume deberá compensar la desaparición de cinco jóvenes», concluyen Marco Aime y Luca Borzani, guiándose por el estudio del demógrafo Massimo Livi Bacci.

Por cada cupo de habitantes, un viejo de más. Lo que faltaba... Se quejan estos señores de la misma manera que se quejarían por la degradación progresiva de las condiciones del mobiliario urbano. Demasiadas cifosis, demasiados barrigones, demasiado pelo cano.

¿No quedaría mejor un desfile de coletas, espaldas rectas, músculos vigorosos y sonrisas enlatadas como en una película norteamericana para adolescentes?

Desde luego.

Pero eso no corresponde a la realidad.

Formamos parte de un conjunto de países que convive en paz desde hace muchos años. La ciencia, la higiene y el bienestar nos han ofrecido este regalo, ese tiempo suplementario que conviene cabalgar con gratitud y explorar con curiosidad.

Considerándolo atentamente.

Porque es una conquista, sí, pero una conquista que crea un montón de problemas.

Si, como yo creía cuando tenía 15 años, la política fuera la ciencia de lo posible, si su objetivo fuera el de mantener bajo control la infelicidad de los ciudadanos, reduciéndola a lo inevitable, ofreciendo a todos las condiciones mínimas necesarias para gozar de una vida plena, protegida y digna, mañana mismo tendría que crearse ese dichoso ministerio de las Políticas Seniles, como parte integrante del gobierno de un país.

Habría que censar a los viejos, escucharlos, estudiar sus modos de vida, reflexionar a propósito de estos 30 años de más que antes no existían, que nunca existieron, y que ahora existen.

Sin embargo, para muchos, demasiados, son años duros.

La política debería investigar y proponer soluciones.

Para empezar, habría que remediar la plaga de la pobreza porque mucha, demasiada gente mayor, vive por debajo del umbral de la decencia existencial. Si de muestra sirve un botón, dos millones de italianos cobran una jubilación inferior a los 500 euros mensuales. Acto seguido, habría que tener el valor de poner remedio a la infelicidad: «El número más alto de suicidios corresponde a personas que tienen más de 70 años».

Finalmente, habría que dedicarse a la tarea más difícil, la de resolver el problema de la soledad: el 30 % de las personas de más de 65 años viven solas y son sobre todo mujeres.

No se trata solo de que no tengan pareja o no formen parte de una familia como las de antes; hablamos de marginación social. Porque en ese mercado que hoy en día regula también la vida humana, la cotización de los viejos en general es baja por no decir nula: su moneda existencial no tiene valor, no reparten beneficios ni tienen un espíritu vanidoso que satisfacer.

Nada que tenga valor de cambio.

Y por lo tanto se quedan solos.

Se quedan solas, u obligadas a encerrarse, como si la vejez fuera una enfermedad.

El supuesto ministro de Políticas Seniles debería dedicarse a demoler hasta los cimientos las residencias para ancianos que todos conocemos: lugares de contención, de reclusión, homogéneos en lo que se refiere a la edad, unos espejos deformantes donde cada cual se reconoce en la degradación del otro. Parkings, áreas dedicadas a la espera del punto final.

(Mi padre las llamaba PAM: Postaciones Avanzadas hacia la Muerte.

Mi padre tenía sentido del humor. Hubiera sido un hombre razonablemente feliz si hubiese llegado a ver feliz a mi madre. Aunque solo fuera una vez).

En lugar de las sombrías residencias sanitarias asistenciales a las que nos tienen acostumbrados, habría que construir unidades habitacionales que pudieran ser compartidas, replicadas, repartidas en el territorio. Proyectos de «co-housing», que implican la tarea de crear juntos un hogar. Un hogar, que no es lo mismo que un hospital o un asilo para moribundos. Resumiendo, no a las residencias sanitarias asistenciales y sí a lugares donde cada cual pueda conservar la propia singularidad, pues resulta desolador convertirte en una simple categoría cuando ya no tienes a disposición los instrumentos para imponerte como individuo independiente.

Es intolerable convertirse en «los viejos».

Igual de intolerante que ser «los jóvenes», «los migrantes», «los últimos» ... Intolerable, triste y peligroso. Hay que luchar para mantener la propia individualidad hasta el último aliento. Y también de este asunto debería ocuparse el ministro de las Políticas Seniles.

O la ministra. Mejor una mujer, sí. Demasiado a menudo los varones viejos se dejan llevar por vanidades auto referenciales, toman como modelo la imagen de sí mismos cuando eran jóvenes, rocían de incienso su pasado. Reaccionan al miedo de ser marginados contando a diestro y siniestro anécdotas que los muestran victoriosos tras afrontar situaciones difíciles, o hablan de premios y distinciones honoríficas recibidas en su día que hoy desprecian con elegancia, pero no dejan de rememorar en todos sus detalles, incluso cuando ya han transcurrido unos 50 años.

Mejor una mujer, sí, una de esas que saben cuidar de sí mismas y de ahí que les resulte fácil cuidar de las demás, de los demás.

Las que prestan atención a las pequeñas cosas, que son capaces de dar importancia a cualquier insulto, falta de respeto o humillación.

Mejor una mujer que haya cumplido ya los 65 años como ministra de las Políticas Seniles.

Una que cuando habla de edad avanzada, de discriminación y racismo «antiedad» sabe qué se trae entre manos.

Debería haber percibido al menos en una ocasión esa mirada tan peculiar que sufren las mujeres viejas y empatizar con quienes son objeto constante de esas miradas, sin tener ningún poder que las defienda.

O que les permita contratacar.

Debería ser empática, la dichosa ministra.

La política, toda la política, debería estar regulada y gobernada por la empatía. Empatía, ese aspecto distintivo de la inteligencia que nace del reconocimiento del dolor. El propio y el de los demás.

Justo al revés que la ideología.

Practicar la empatía resulta fácil si tratamos con gente parecida a nosotros; con los que son distintos el ejercicio resulta extenuante, pero la moral nos lo pide.

Ser empáticos.

Sufrir juntos.

Cuando mi padre se fracturó el fémur por segunda vez, tenía casi 90 años y hacía tiempo que mi madre había muerto (mal, alimentada a la fuerza a través de un gota a gota, los labios cerrados a cal y canto en un gesto de rechazo de los alimentos). La primera vez que se lo fracturó fue por culpa suya. Le había pedido que bajara de lo alto de un armario una gran maleta rígida, una Samsonite llena de libros. Él se cayó, arrastrando consigo la maleta.

«Incluso un veinteañero habría acabado con los huesos hechos polvo», comentó el cirujano ortopédico la primera vez, como si quisiera congratularse con él.

Las dos veces fue ingresado, operado y dado de alta.

Ya la primera vez yo me había fijado en esa costumbre intolerable de tutearlo, de dirigirse a él llamándolo «abuelo».

La segunda vez, al tener yo unos cuantos años más y cabe que una sensibilidad más a flor de piel, decidí intervenir. Ni corta ni perezosa, les solté:

«Aquí dentro mi padre no es abuelo de nadie. Siempre lo han llamado ingeniero Ravera, porque su apellido es Ravera; además, es licenciado en Ingeniería y ha ejercido como ingeniero a lo largo de toda su vida laboral. Desde 1945, cuando volvió de El Alamein tras haber sido prisionero de los ingleses y haber acabado la carrera, interrumpida por la Segunda Guerra Mundial, hasta 1979, cuando se jubiló al cumplir los 60 años, como era costumbre entonces».

Pues de eso también debería ocuparse la ministra de Políticas Seniles: procurar que la identidad de las mujeres y de los hombres que ya no trabajan, que ya no participan, o nunca han participado, en el banquete de las apariencias y distinciones honoríficas, no sea borrada del mapa y que el calificativo de abuela o abuelo no se use en un sentido reductivo o despreciativo, sino solo en la relación, a menudo provechosa, pero en todo caso siempre íntima, de una persona con sus nietos.

No: ser abuelas y abuelos no es el único modo «simpático» de ser mayores.

Abuelo no es un apodo afectuoso si quien se dirige a ti es un desconocido que te está sirviendo la cena o te trae la cuña.

Protesté y, a raíz de mis quejas, a mi padre empezaron a llamarlo ingeniero Ravera.

«Parece que lo lleve escrito en la frente —me comentó él, complacido— ¿Cómo narices se han enterado de que soy ingeniero?».

Así las cosas, debería existir en el ministerio una oficina de reclamaciones que se encargara de señalar toda humillación, ofensa o rastro de esa forma de racismo que discrimina a los seres humanos guiándose por una fecha en el DNI: la cantidad de tiempo que ha transcurrido desde su nacimiento.

Nunca se va a crear, lo sé bien, el ministerio de Políticas Seniles.

Los viejos reciben algún miramiento solo en campaña electoral, cuando la edad de jubilación es una baza.

Teniendo en cuenta que la vida se va alargando y que los adultos activos van disminuyendo, habría que trasladar a los 80 años la edad adecuada para dejar de trabajar.

Pero sería una medida impopular.

Algunos trabajos desgastan, alienan, cansan, y resultan vacíos y tristes.

Muchos trabajos se limitan a una simple entrega de tiempo a cambio de dinero.

Otros son intensos, retadores, significativos.

No se puede cortar a todo el mundo con el mismo patrón.

Propongo entonces que la edad mínima para la jubilación siga siendo la de 67 años e incluso baje a los 65, puesto que esta es la edad simbólica que divide la población en «over» y «under», pero que se permita seguir trabajando a quien lo desee.

Por si eso fuera poco, propongo también que los ciudadanos de más de 60 años puedan darse el lujo, el privilegio marcadamente juvenil, de cambiar de trabajo. Si durante toda su vida han tenido que vérselas con cuentas de resultados, a lo mejor ahora prefieren ocuparse de niños, de flores u hortalizas.

Del clima.

¿Que con eso se quita espacio a las generaciones siguientes?

¿Que se crean esos famosos «tapones» que impiden a los jóvenes progresar laboralmente?

¿Que, al ocupar estos lugares de trabajo, puesto que la jubilación sería voluntaria, cabe que los jóvenes se queden sin empleo?

El peligro existe, pero podemos evitarlo si, asumido el problema, añadimos la voluntad de no empecinarnos en cerrar el paso a quienes empiezan.

No es imposible.

Se pueden crear nuevas oportunidades de trabajo, de puesta en valor de la inteligencia, de la creatividad, del espíritu emprendedor, para resolver los muchísimos problemas que las crisis económica, climática, moral, cultural que sufrimos desde hace años está causando de forma cada vez más agresiva. Bastaría con ocuparnos de lo que no funciona, y desde luego hay por dónde empezar: si nos proponemos arreglar lo que no funciona, si actuamos con el objetivo de mejorar la calidad de vida de todos, de cortar lo que ya no sirve, de sembrar de áreas culturales el territorio árido de unos países que no invierten lo suficiente en arte e investigación, nadie se verá condenado a la inactividad. Se pueden (se deben) trabajar los temas relacionados con la degradación ambiental, con el reciclaje de los desechos, con los tiempos de la justicia, con la pesadilla de la burocracia, con un sistema de educación que abarque la vida entera de los ciudadanos, y así sucesivamente. Resumiendo, se pueden crear empleos que antes no habíamos siquiera imaginado si estamos dispuestos a buscar soluciones.

Pueden crearse empresas que den trabajo a jóvenes y viejos, a cambio de un vigor renovado.

Se puede dejar de tirar a la basura la inteligencia de los viejos y de malgastar la inteligencia de los jóvenes.

Se puede.

Una comunidad cohesiva sabe sacar provecho de todos sus componentes.

¿No es así? ¿No?

¿Soy una ingenua? Claro que sí, tengo el derecho a serlo.

Tengo derecho a soñar con una sociedad donde cada cual tenga un lugar y haya lugar para todos.

Donde a nadie se le pida que desaparezca para dejar sitio a quienes han nacido más tarde, como si en la vida hubiera que establecer turnos: ahora te toca a ti, y yo voy a tirarme de cabeza desde la Roca Tarpea, como hacían los traidores a la patria.

Tengo el derecho, y cabe que el deber, de imaginar una *ageless society*, una sociedad donde personas de edades distintas sepan dialogar las unas con las otras, en vez de gruñir sus reclamos o condenar con el silencio.

Ageless society.

Recurro al inglés porque esta lengua permite el uso de palabras precisas, ya rodadas por el uso.

Como *ageism*, difícil de traducir a otras lenguas y por lo tanto innombrable, pero vigente como tendencia, y la cosa va a peor.

En los países anglófonos el *ageism* existe porque existe la palabra para nombrarlo.

Fue allí, en los Estados Unidos, donde, en los años sesenta del siglo pasado, Maggie Kuhn, jubilada y perteneciente a la iglesia presbiteriana de Filadelfia, dio vida al primer movimiento para la emancipación de los ancianos y la solidaridad intergeneracional.

«La vejez no es una enfermedad: hay que ser fuertes para sobrevivir», se leía en sus carteles. También: «La vejez es un tiempo excelente para indignarse y luchar». Eran miles los ciudadanos que se echaban a la calle a protestar. Los llamaban los *wrinkled radicals*, los activistas con arrugas. Militantes de las Panteras Grises.

Franco «Bifo» Berardi, nacido en 1949, filósofo y agitador cultural, fundador, junto con otros colegas, de Radio Alice, la más conocida de las radios libres, escribió a cuatro manos con Massimiliano Geraci una novela donde imagina a diversos grupos de gente muy joven y perennemente conectada matando, en un futuro no muy lejano, a la gente de 90 años que sigue trabajando y ocupando la escena social.

No sabría decir qué fantasma pensaba exorcizar ni cuánto *ageism* llevara metido en vena el autor. Cabe que solo quisiera mostrar su cuota de simpatía hacia los que se ven en el brete de vivir su juventud ahora, en una época mucho menos heroica que la suya, que la nuestra. Y desde luego menos llevadera.

Estoy de acuerdo con él: hay que amar, defender y poner en valor a los más jóvenes, pero me pregunto si la solución a sus problemas tiene que pasar, quieras que no, por el holocausto de los que tienen 90 años.

Yo estoy convencida de que la solidaridad intergeneracional es posible si los viejos son generosos y los jóvenes, curiosos. La veo imposible si se inmiscuye la envidia (de los viejos hacia los jóvenes) o el desprecio (de los jóvenes hacia los viejos).

Una sociedad donde las distintas etapas de la vida no se comunican es una sociedad frágil, en que todos le tienen miedo al tiempo.
Y por lo tanto a la voluntad de contar historias, porque los cuentos existen solo si existe el tiempo.

Todas las historias empiezan así: Érase una vez...

Cuando tenía 48 años escribí:

«Me une a los viejos un horror lleno de complicidad.
Si han conseguido vivir más que yo sin perder la pasión por la "forma-vida", es que son realmente excepcionales.
De ahí que los quiera.
Si no lo han conseguido y han ido perdiendo esa pasión, forman parte del común de los mortales.
De ahí que los compadezca.
Nunca juzgo a los viejos. Nunca he vivido su condición. Aún no. Me veo incapaz de juzgar si no he vivido una experiencia.

De manera que me une a los viejos una humana e íntima forma de imprevista generosidad.

Necesito que se encuentren bien, necesito su lozanía; me importan y por eso sufro una fractura de fémur como el inevitable preludio de una inmovilidad crónica, disfruto viendo a algunos de ellos correr en el mismo parque, perennemente en flor, en el que yo también corro, en mañanas alternas, haga el tiempo que haga.

Sonrío mientras los adelanto, y sonrío aún más si son ellos quienes me adelantan.

Un viejo que corre, con un pantalón corto que muestra sus piernas estoicamente delgadas, es un hombre que ha corrido toda su vida; yo también corro desde que era mucho más joven que ahora.

Si el viejo me adelanta, yo por mi parte consigo correr más rápido que el fantasma que me persigue desde tiempos inmemoriales, el monstruo de los cumpleaños, ese que siempre sopló las velas de la tarta en mi lugar, el que envenena las fiestas de fin de año, el que transforma el champán de media noche en pura hiel, el amargo licor del tiempo que va pasando. Si el viejo me adelanta, eso quiere decir que es posible, que el cuerpo no está sujeto a leyes inmodificables, que la derrota de la voluntad no es inevitable.

Me une a los viejos, cada día más, un diálogo callado, el flujo de una consciencia despierta que nos obliga a todos, los que en el arranque de este nuevo siglo rondamos los 50 años, a echar cuentas con su longevidad para acostumbrarnos a la nuestra».

Si queremos jugar una buena partida con la única vida que tenemos a nuestra disposición, si queremos rebelarnos al veneno de los lugares comunes, tenemos que barajar las cartas, desordenar las jerarquías, encontrarnos.

Encontrar a quien es distinto a nosotros.

Salir juntos de la pesadilla del tiempo.

Adolescentes y viejos.

Jóvenes y maduros.

Maduros y viejos.

Y si alguien consigue dar testimonio, en nuestro nombre, del delicado momento del traspaso, bien.

Mejor.

Gracias.

Necesitamos aprender a morir.

A hablar del asunto.

A imaginar también el último de los países extranjeros, el más extranjero de todos.

Si abordamos el tema, los jóvenes hablando con los viejos, los adultos con los niños, las mujeres con los hombres, tendremos menos miedo de vivir. Todos.

Cuando me llamaron para decirme que, según los médicos, mi madre estaba cerca del final, le pregunté en voz baja, al oído, mientras ella yacía en la cama con los ojos cerrados: «Ya has tenido bastante, ¿verdad?». Movió de forma imperceptible la cabeza. Asintió. Dos veces. Con un resto de energía que yo no me esperaba.

Tenía 81 años.

Sufría Parkinson.

Y quería que todo acabara.

Durante los primeros 50 años de mi vida siempre fue ella quien hablaba, aunque yo no la escuchara. El día en que murió, hacía cinco años que callaba. Desde entonces era yo quien hablaba. Y ella me escuchaba. Lo que hacía era ofrecerle resúmenes superficiales de lo que yo consideraba que podía contarle de mi vida (tengo la sospecha de que mis hijos hacen lo mismo conmigo), alternando esa cháchara con una enfática y voluntariosa defensa de la vejez.

Es probable que también le endilgara alguna pedante banalidad a propósito de la sabiduría, del otoño de los sentidos. Debo de haberle hablado de la elegancia del desapego: «¿Te acuerdas, mamá, de aquella maravillosa novela de Colette? No recuerdo bien el título... *El nacer del día*, eso es. ¿No es ahí donde ella habla de "la elegancia suprema de saber declinar"?».

Quería consolarla.

Siempre quise consolarla.

Le ofrecí palabras de consuelo también mientras velaba su cuerpo, durante el poco tiempo concedido a la ceremonia del duelo.

Hablaba en voz baja, pero lo hacía, como si aún pudiera escucharme. O no escucharme.

Adoptaba un tono falsamente dicharachero, como si la falsa alegría que desde siempre usaba exclusivamente con ella se me hubiera pegado al cuerpo.

Como si no pudiera librarme de ese pobre registro de voz que me mantenía en una juvenil fatuidad y me consentía seguir jugando a ser su hija.

«Siempre pensé que estabas insatisfecha —le dije a mi madre al final, cuando ya podíamos dar por acabadas las frases de cortesía—, y resulta que eras infeliz. Y yo la infelicidad la comprendo, la respeto, la conozco. Lo que me pone de los nervios es la insatisfacción. Ojalá me hubieras dicho que eras infeliz. Te hubiera querido mejor».

Eso es lo que correspondía decirle, pero siempre encontramos demasiado tarde las palabras que de verdad corresponden.

Luego pedí que la incineraran, tal como le había prometido porque ella tenía miedo de despertarse sola y desnuda en la fosa, con la boca llena de tierra.

Llevé la urna con sus cenizas hasta el cementerio donde está la tumba de la familia Ravera.

Mi padre, que se había decantado por un principio de demencia, durante el viaje preguntaba una y otra vez: «¿Dónde está la abuela?».

Yo le contestaba con exasperada dulzura.

Contestaba a la misma pregunta con las mismas palabras, como si estuviera devolviendo a un bebé el juguete que la criatura se empeña en tirar al suelo con el único objetivo de comprobar que estás allí.

«La abuela ya no está, ¿sabes?».

Íbamos cinco en el coche.

El viaje era largo, Castagnole delle Lanze está a 634 kilómetros de Roma.

Mi padre iba delante, sentado al lado de mi marido, que conducía. Detrás, conmigo, iban mi hijo y la hija de mi hermana, que yo había adoptado en 1993, a la muerte de su madre.

Una familia desgarrada por los duelos, la mía, pero sólida.

Y abierta.

Mientras el dulce ondular de las colinas nos acercaba a la meta, mi padre volvió a preguntar: «¿Dónde está la abuela?». Fue entonces cuando desde el asiento trasero se alzó la voz amable y exasperada de mi hija adoptiva: «¡La abuela está en el maletero!».

Efectivamente, ahí estaba mi madre, en su urna funeraria.

Mi padre dejó de preguntar por la abuela, como si aquella cómica brutalidad lo hubiera apaciguado.

Nueve años más tarde él también murió, en un visto y no visto, sin tener que recurrir a fórmulas que aceleraran su traspaso.

Fue en 2012. El día de mi cumpleaños.

Presentaba una de mis novelas en Milán.

Tras la presentación, mi editor había organizado para mí una fiesta sorpresa.

La llamada telefónica llegó cuando eran casi las 12 de la noche y la sala aún estaba llena de gente.

«Su padre nos ha dejado, señora Lidia».

Recuerdo que reprimí a duras penas las lágrimas.

Iba entrenada: mi padre y mi madre siempre me pedían que «no me significara» cuando yo mostraba alguna emoción en público, aunque fuera una niña.

Intenté no significarme, minimizar lo sucedido.
«Ha sido rápido».
«No ha sufrido nada».
«Tenía 93 años».
Me parecía que cualquier muestra de dolor sería un acto de desobediencia imperdonable.
Sin embargo, a pesar de mi empeño, se creó una burbuja de malestar entre los invitados en la sala.
Resulta poco oportuno dar el pésame en el transcurso de una fiesta.
Hay que encontrar el tono adecuado, y no es nada fácil.
Llamé un taxi, pedí disculpas y me fui.

Perdí definitivamente el *status* de hija justo el día en que estrené mis 60 años.

Nosotros, los *baby boomers*, nos quedamos huérfanos de mayores.
Lo nuestro nada tiene que ver con el escenario clásico de los cuentos infantiles, donde la niñita huérfana encontrará otra familia, un hada, una madre madrina. Un príncipe. Una nueva vida.

La huérfana de 60 años pierde la protección obvia, objetiva, que le proporcionaba la presencia de la generación anterior.

Y no va a recibir ninguna indemnización.

De quienes nacieron antes que ella con una diferencia de edad suficiente para traerla al mundo, casi no queda nadie.

Van enfilados hacia la muerte, los de 90 años.

Mueren también los famosos de 90. La dinámica siempre es la misma: durante un año, seis meses, nadie oye hablar de ellos. No publican libros, no dirigen películas, no escriben artículos de opinión, no aparecen en televisión, no engordan las polémicas con sus tuits.

Luego llega la noticia de su muerte.

Casi siempre a través del telediario, ocupando un espacio proporcional al éxito conseguido y perdido o conseguido y reafirmado.

Tienen 96, 98, 103.

También los famosos tardan en morir, pero al final mueren.

Se están muriendo todos los padres.

Y nosotros, los *baby boomers*, tenemos que aprender a seguir adelante sin su carisma, sin su superioridad sin mácula, que no nos obligaba a la competición porque «ellos son mayores», como decíamos con un punto de vana coquetería.

Mueren tarde, pero están muriéndose todos los que han sido testigos, siendo niños o chavales, de la Segunda Guerra Mundial, la Shoah, el nazismo, el fascismo, y nos han traído al mundo a mediados del siglo pasado o poco después. Mueren tarde y a menudo de mala manera porque no estaban preparados para vivir tanto tiempo.

Unos pocos privilegiados han seguido disfrutando de una vida en condiciones (¿los famosos?), pero los demás han tenido que apañárselas.

La mayoría de los «viejos reviejos» nunca hubiera imaginado vivir otros 33 años después de jubilarse, como mi padre.

¿Bricolaje, un banco en el parque, pesca, una partida de cartas?

Que no le fueran con esas a mi padre.

Él leía. Empezaba una y otra vez siempre el mismo libro, desde la primera página, porque había perdido la memoria y no podía seguir el hilo conductor de la trama, pero siempre tenía un libro en el regazo.

También mi madre siempre tenía libros a mano. Leía y subrayaba las frases que le gustaban.

Hasta que empezó a temblarle la mano.

En mi familia la lectura era un valor, la televisión un descrédito, algo para la «gente cualquiera», una categoría inventada de la cual mis padres siempre sintieron la necesidad de apartarse. La televisión era un entretenimiento para tontos.

Ni siquiera en el tiempo vacío de la vejez renunciaron a la costumbre de negarse a consumir compulsivamente los programas de televisión.

Hasta que se vieron con fuerzas, para no caer en el hoyo de la depresión fueron mudándose de casa y de ciudad. De Turín a San Remo. De San Remo a Milán. Luego Orbetello, y finalmente Roma, cambiando de dirección tres veces en la misma ciudad.

Yo los secundaba, preocupada pero también divertida.

Las mujeres que durante 50 años han aguantado al mismo marido, a menudo tienen que mudarse de casa, pensaba yo, observando a mi madre, monógama insatisfecha y vagabunda inmobiliaria, siempre dispuesta a colocar platos y copas en una caja de cartón, tras envolverlos en una hoja de periódico.

En los primeros 18 años de mi vida, me tocó apechugar con ocho mudanzas.

Solo recuerdo las últimas cuatro.

Siempre me dolía cambiar de casa. Sin embargo, tantas idas y vueltas al final me entretenían, como si fueran diminutos viajes instructivos en el territorio de una misma ciudad.

Ocho viviendas distintas en 18 años.

Una familia de locos.

En cada ocasión, decenas de cajas de libros, desorden, polvo y el afán de ir deprisa, de «tenerlo todo a punto» lo antes posible.

Puntuales la exasperación de mi madre y los pocos intentos de conciliación de parte de mi padre.

Fallidos.

Cuando desaparecen tus padres, empieza el tormento de las comparaciones.

Descubres parecidos que hasta ayer mismo habrías negado con ahínco.

Pequeñas verdades explotan en tus manos.

Con un gesto de titubeo, me pongo a contar todas mis mudanzas desde cuando llegué a Roma, en 1975: son 11.

Me he mudado 11 veces en 47 años.

(Y nunca me he divorciado).

En cada ocasión, decenas de cajas de libros, desorden, polvo y ganas de hacerlo todo deprisa. Exasperación de mi parte. Intentos de conciliación de parte de mi marido: fallidos. Fallido todo intento de ir despacio, de practicar la paciencia, de hacer las cosas bien hechas.

La prisa va conmigo a todas partes desde siempre, como un daño colateral provocado por mi relación enfermiza con el tiempo.

Solo la escritura aplaca mi maldito afán por acabar en seguida, por darme prisa, por producir en un tiempo récord, por prepararme a incorporar nuevas ideas y descubrimientos, por dar peso y sentido a mi día a día. Escribir afloja la dentellada del ansia a veces, pero eso no es garantía de nada. Incluso cuando estoy escribiendo una novela, y conste que siempre estoy escribiendo una, en un determinado momento empiezo a darme prisa, aunque las cláusulas del contrato no me obliguen a ello; lo hago sin motivo, solo porque siento siempre que me queda poco tiempo. El tiempo es poco por definición, así que entrego antes de lo debido. Me adelanto también a la hora de entregar artículos para las revistas. Lo mismo que cuando iba a primaria: a las tres de la tarde ya tenía los deberes hechos. Pasaba el resto de la tarde intentando hacer buen uso del tiempo, procuraba que me cundiera; leía, me inventaba historias que aún no sabía contar, y solo al final de la tarde me concedía el derecho a entretenerme con alguna tontería.

Tal cual me he quedado.

Esclava de la prisa, un ritmo impuesto por el miedo a que mis días se acaben. A no aprovecharlos como debería, como podría, como correspondería.

Si cuando tenía 10 años me hubiera atrevido a confesar esa precoz predisposición a pensar como una vieja, habría provocado carcajadas entre los más superficiales de los adultos y preocupación entre los más perspicaces.

Por suerte, o por desgracia, en aquel entonces nadie hacía mucho caso de los niños. Había un montón; no éramos rarezas que hubiera que mostrar, satisfacer, halagar con cumplidos.

Así las cosas, nadie me prestó especial atención. Sacaba buenas notas y sabía comportarme cuando venía gente a casa.

Una niña que no daba problemas.

Siempre llegaba puntual.

Incluso la puntualidad se me ha pegado al cuerpo, como una costumbre que se convierte en dependencia.

Tanto me molesta llegar tarde, que siempre llego demasiado temprano a cualquier lado. Por regla general me toca esperar.

Nunca he perdido un tren o un avión.

Pero sí he perdido mucho tiempo esperando: en los andenes, en las salas de embarque, en la entrada de los restaurantes, frente a puertas y portales aún cerrados a cal y canto.

En esas ocasiones noto cómo va transcurriendo, mi enemigo acérrimo. El vacío relativo de la espera afloja el ritmo de la huida: tú quisieras que el tiempo pasara rápido y él, el muy hijo de puta, para llevarte la contraria, casi se detiene.

Me pregunto si pasará lo mismo también en los últimos instantes de vida.

Tú quieres que el tiempo del traspaso pase rápido.

Pero él, el Tiempo, no. Él, el muy tocapelotas, se lo piensa.

Toca la campanilla para que los actores se preparen y tú sabes que te toca a ti.

¿Faltan tres minutos, cinco?

Se levanta el telón y tú estás ahí, protagonista del último acto.

Estoy hablando de ti, no de tu madre, de tu padre o de los abuelos que nunca llegaste a conocer. Tú.

Tú, que aún tienes buenos propósitos y muchos proyectos, que aún eres flexible, empática, vas a tope de compromisos y llevas el pelo teñido de rubio... tú. Se trata de ti, inevitablemente.

¿Durante cuánto tiempo te quedarás ahí, en la cuerda floja, entre el ser y el no ser?

Quien podría contestar ni está ni se le espera.

A estas alturas, todos los demás solo quieren pasar página cuanto antes, cambiar de libro.

Abrir las ventanas.

Me miran cabreados y decepcionados. Se suponía que iba a hablar de los «nuevos viejos», desgranando gozosas biografías de mujeres y hombres ya mayores, pero aún en la cresta de la ola. Se suponía que iba a proporcionar dietas alimentarias y espirituales para mantenernos en forma física y mental. Había prometido decorar ese recorrido de cuartos vacíos que cruzamos desde los 60 años hasta el final de nuestros días.

Me había prometido a mí misma que enseñaría a las chicas jóvenes a perrear con el cerebro, porque ese contoneo dura más que la esférica tonicidad de los glúteos y resulta más satisfactorio.

Es un ejercicio tonificador el perreo del cerebro. Una gimnasia que te mantiene a salvo en la larga e imprevisible marcha.

Me había propuesto ayudar a las mujeres jóvenes a comportarse como sujetos del deseo y no como bibelots en una vitrina.

(Parece fácil pero no lo es, ni siquiera después de un montón de años de entreno).

Había prometido a las militantes de la juventud eterna en el siglo pasado, las que no soportan la palabra «vieja», ni siquiera acompañada del adjetivo «nueva», empeñarme en trabajar el imaginario colectivo para legitimar su deseo de vivir como protagonistas las infinitas posibilidades del amor a cualquier edad.

Creo haber cumplido esta última promesa.

Creé y me hice cargo, durante tres años, de unas novelas «rosas tirando a gris» reunidas en la colección *Tercer Tiempo*. Se publicaron 20 títulos, ocho en la editorial Giunti y otros 12 en Harper Collins. Como era de esperar, se trataba de historias románticas, pero de un romanticismo contenido, a veces incrédulo, que navegaba entre la esperanza y la ironía. Historias que te hacían sonreír, te emocionaban a ratos, pero sobre todo servían de espejo porque las protagonistas y los protagonistas tenían alrededor de 60 años, quizá un poco más, pero nunca mucho más, pues las autoras y los autores (sí, había también tres hombres) eran valientes, pero medían sus riesgos.

Sus heroínas basculaban entre los cincuenta y tantos y los sesenta y pocos.

Nunca llegaban a los 70, desde luego, pero tampoco tenían 23 años, máximo 25 ellas, ni más de 29 ellos, según dicta la tradición de la novela rosa que se vende en los quioscos.

Se trataba de aprender a soñar sueños que pudieran convertirse en realidad.

Por ejemplo, enamorarse de un cuerpo que no corresponde al modelo convencional, de un alma compleja, de alguien con un carácter muy definido. Pero también de que te quieran a pesar de las arrugas, de tu peculiar sentido del humor, de tu mirada crítica, de un exceso de experiencia, de unos cuantos kilos de más y un futuro más breve que tu pasado.

De acuerdo con mi concepción quizá demasiado amplia de «política», forma parte del compromiso político adiestrar el imaginario colectivo para legitimar el amor más allá de la edad canónica, para echar por tierra los condicionantes mentales, para abrir una brecha en la barrera que excluye del ejercicio de la seducción a las que ya no son tan jóvenes.

Quería ofrecer a las mujeres que se ven en el brete de recorrer esos 30 años de vida de más, lejos ya de la juventud e incluso de la madurez, un modelo de fascinación, de belleza «otra», una seguridad nueva fundada en el orgullo de haber vivido.

No sé si he conseguido siquiera crear los fundamentos de esta revolución silenciosa, de esta evolución necesaria.

De lo que estoy segura es que tiene razón Simone de Beauvoir cuando dice que «nuestra vida conserva valor mientras se dé valor a la de los demás a través del amor, de la amistad, de la indignación y la compasión».

En otras palabras, mientras consigamos mantener viva hacia «los demás» una atención suficientemente sólida y militante como para impedir que nos acurruquemos en nuestro cascarón.

No hay insidia peor. En el momento en que el cuerpo muestra los primeros síntomas de flaqueza y su cuidado ordinario y extraordinario, junto con la prevención de posibles achaques futuros, amenaza con comerse dos tercios de tu día a día, lo que queda de tu libido y todas tus energías, no hay insidia peor que replegarse sobre una misma, acurrucarse en el propio miedo. Es un riesgo, pero resulta tentador. ¿Por qué negarlo? Mirar hacia fuera cansa, cansa tener que interpretar un tiempo que sigue siendo el tuyo, pero no es el tiempo en que has nacido y crecido.

Tienes la tentación de mirar hacia dentro, dentro de ti, dentro de los demás, dentro de todas esas almas benditas con quienes te unen encuentros y desencuentros. Es un ejercicio al que estás más que acostumbrada.

Sabes cómo se hace.

En otro momento podrías claudicar, cerrar las ventanas y dedicarte a una investigación que empezaste hace muchos años.

Pero ahora no.

No puedes renunciar ahora a la obligación de mirar hacia fuera.

Tu propia diversidad, tu inevitable imposibilidad de estar al día, son rasgos fundamentales para reconstruir una imagen del presente que se pueda comprender.

Los que han nacido después no pueden pasar sin ti, si mí, sin nosotros, aunque no lo sepan.

La distancia que mantenemos respecto al cuadro nos permite verlo de verdad.

Luces y sombras, detalles, visión de conjunto, comparaciones. Perspectivas. Resurgimientos. Vueltas atrás.

Estamos fuera del cuadro, pero también estamos dentro.

Estamos fuera porque hemos vivido mucho, hemos cabalgado épocas diversas y muy, pero que muy distintas de la época presente.

Estamos dentro porque seguimos viviendo y aún estamos muy vivos.

Y el hecho de vivir, cuando el tiempo que tienes por delante se acorta, provoca una curiosidad incontenible.